Acerca de NCCN Guidelines for Patients®

NCCN National Comprehensive Cancer Network®

AF879598

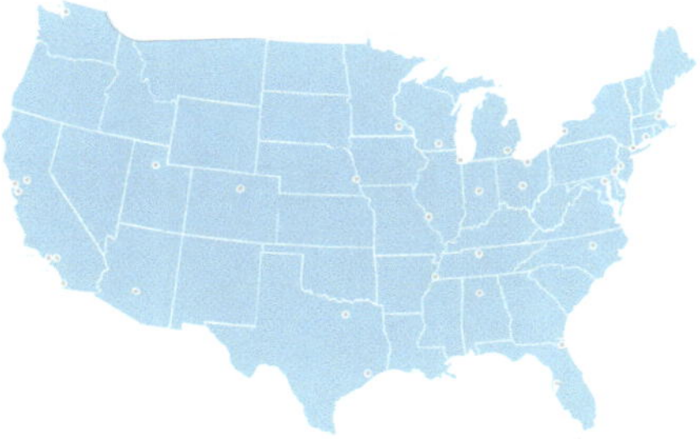

¿Sabía que los principales centros oncológicos de los Estados Unidos colaboran para mejorar la atención oncológica? Esta alianza de los principales centros oncológicos se denomina National Comprehensive Cancer Network® (NCCN®).

La atención oncológica está en cambio constante. NCCN elabora recomendaciones para la atención oncológica basadas en pruebas que utilizan los profesionales de atención médica de todo el mundo. Estas recomendaciones que se actualizan con frecuencia se denominan NCCN Clinical Practice Guidelines in Oncology (NCCN Guidelines®). NCCN Guidelines for Patients explican de manera sencilla estas recomendaciones de los expertos para las personas con cáncer y sus cuidadores.

Estas guías de NCCN Guidelines for Patients se basan en las NCCN Clinical Practice Guidelines in Oncology (NCCN Guidelines®) para tumores de cabeza y cuello, versión 1.2026, 8 de diciembre de 2025.

Conozca cómo se preparan las NCCN Guidelines for Patients
NCCN.org/patient-guidelines-process

Ver NCCN Guidelines for Patients gratis en internet
NCCN.org/patientguidelines

Buscar un centro oncológico de NCCN cerca de usted
NCCN.org/cancercenters

Comuníquese con nosotros

Quiénes nos apoyan

NATIONAL COMPREHENSIVE CANCER NETWORK®
NCCN FOUNDATION
Guiding Treatment. Changing Lives.

NCCN Guidelines for Patients cuenta con el apoyo financiero de NCCN Foundation®

NCCN Foundation agradece profundamente a las siguientes empresas colaboradoras por hacer posible esta NCCN Guidelines for Patients: AVEO Pharmaceuticals, Inc. y Coherus Biosciences.

NCCN adapta, actualiza y aloja de forma independiente las NCCN Guidelines for Patients. Nuestras empresas colaboradoras no participan en la elaboración de esta NCCN Guidelines for Patients y no se responsabilizan del contenido ni las recomendaciones que se incluyen en la presente guía.

Para hacer una donación u obtener más información,
visite la página web o envíe un correo electrónico.

NCCNFoundation.org/Donate

PatientGuidelines@NCCN.org

Contenido

NCCN Foundation tiene como objetivo apoyar a los millones de pacientes y familias afectados por un diagnóstico de cáncer mediante la financiación y distribución de NCCN Guidelines for Patients. NCCN Foundation también se compromete a avanzar en los tratamientos contra el cáncer subsidiando a los médicos prometedores del país en el centro de innovación en cuanto a investigación del cáncer. Para obtener más detalles y acceder a la biblioteca completa de recursos para pacientes y cuidadores, visite NCCN.org/patients.

National Comprehensive Cancer Network (NCCN) y NCCN Foundation
3025 Chemical Road, Suite 100, Plymouth Meeting, PA 19462, EE. UU.

1

Acerca del cáncer nasofaríngeo

El cáncer nasofaríngeo es un tipo de cáncer de cabeza y cuello que afecta a la nasofaringe. Esta región anatómica conecta la parte posterior de la nariz (cavidad nasal) con la parte posterior de la boca (faringe). En este capítulo, se repasan los conceptos básicos sobre el cáncer nasofaríngeo.

¿Qué es el cáncer nasofaríngeo?

El cáncer nasofaríngeo, también llamado carcinoma nasofaríngeo, comienza en la nasofaringe, que es la zona de la garganta que conecta la parte posterior de la nariz (cavidad nasal) con la parte posterior de la boca (faringe).

El cáncer nasofaríngeo es diferente de otros tipos de cáncer que también afectan a la garganta, como el cáncer de laringe y el cáncer de esófago. Suele ser difícil de reconocer porque los síntomas son similares a otras afecciones menos graves. Además, muchas personas con esta enfermedad no tienen ningún síntoma hasta que el cáncer está en estadio avanzado.

La mayoría de estos cánceres comienza en las células escamosas que forman las células delgadas y planas de las membranas mucosas de la boca (bucales), la nariz (nasales) y la garganta (faríngeas). El carcinoma de células escamosas es el tipo más frecuente de cáncer nasofaríngeo y es el tema principal de esta guía.

La faringe

Es un tubo muscular hueco que se encuentra dentro del cuello y comienza detrás de la nariz y se abre hacia la laringe y el esófago. La faringe tiene 3 partes: la nasofaringe, la orofaringe y la hipofaringe.

Anatomía de la faringe

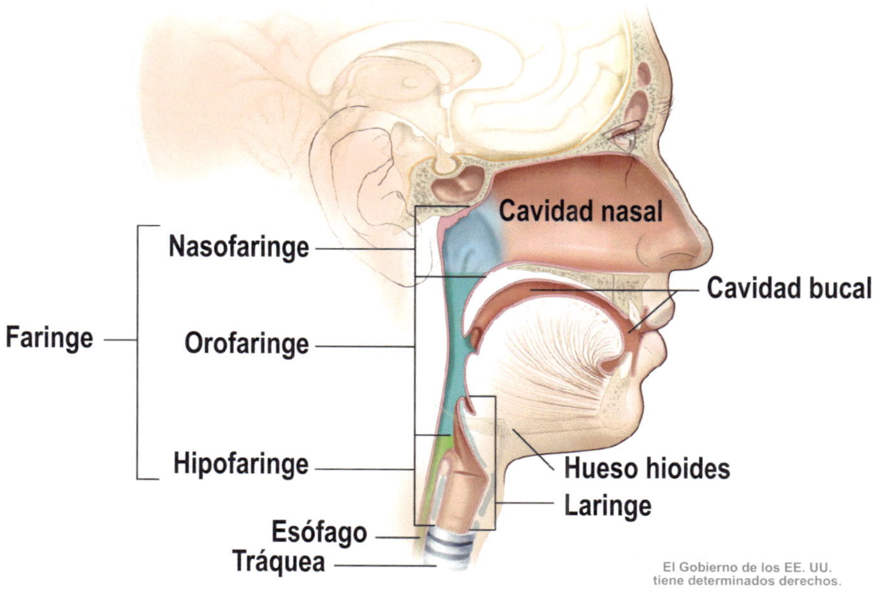

¿Qué es la faringe?

La faringe es la parte de la garganta que está dentro del cuello. Es un tubo muscular hueco, que comienza detrás de la nariz (cavidad nasal) y se abre hacia la caja vocal (laringe) y el esófago (el conducto que llega al estómago). Cuando respira por la nariz, el aire circula por la nariz, la nasofaringe y la garganta antes de llegar a los pulmones.

La faringe tiene 3 partes:

- **Nasofaringe:** la parte superior, detrás de la cavidad nasal.
- **Orofaringe:** la parte media que incluye las amígdalas, las paredes laterales y posterior de la garganta y la base de la lengua.
- **Hipofaringe:** la parte inferior detrás de la laringe.

El cáncer se puede encontrar en cualquier parte de la faringe. Esta guía se centrará en el cáncer de la nasofaringe.

La nasofaringe es una pequeña estructura tubular situada encima de la zona blanda de la parte posterior de la boca (paladar blando) que conecta la cavidad nasal con la orofaringe. La cavidad nasal es el espacio que se encuentra dentro de la nariz. Está sobre el hueso que forma el cielo de la boca (paladar duro) y se curva hacia abajo en la parte posterior para unirse a la garganta. La orofaringe incluye la parte posterior del cielo de la boca (paladar blando), las amígdalas, las paredes laterales y posterior de la garganta y la base de la lengua que se encuentra en la garganta.

¿Qué es el cáncer de cabeza y cuello?

El cáncer nasofaríngeo es un tipo de cáncer de cabeza y cuello. Estos tipos de cáncer son un grupo de tumores que aparecen en la zona de la cabeza y del cuello. El cáncer recibe el nombre y el tratamiento en función de la ubicación del tumor o del lugar donde comenzó.

Puede presentarse en las siguientes partes del cuerpo:

- Boca (cavidad bucal).
- Parte media de la faringe cerca de la boca (orofaringe).
- Espacio detrás de la nariz (cavidad nasal y senos paranasales).
- Parte superior de la faringe cerca de la cavidad nasal (nasofaringe).
- Caja vocal (laringe).
- Parte inferior de la faringe cerca de la laringe (hipofaringe).

Puede encontrar más información sobre el cáncer bucal (cavidad bucal) y el cáncer de garganta (orofaríngeo) en NCCN.org/patientguidelines y en la aplicación NCCN Patient Guides for Cancer.

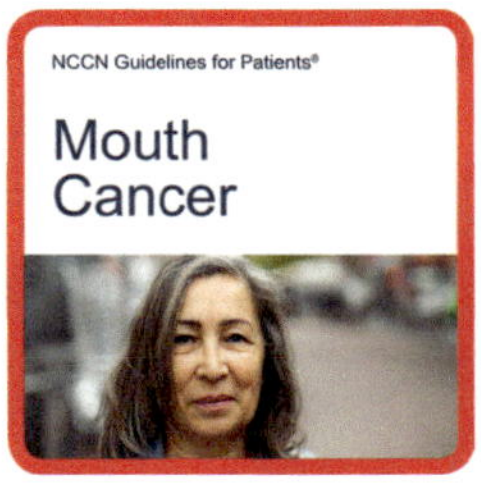

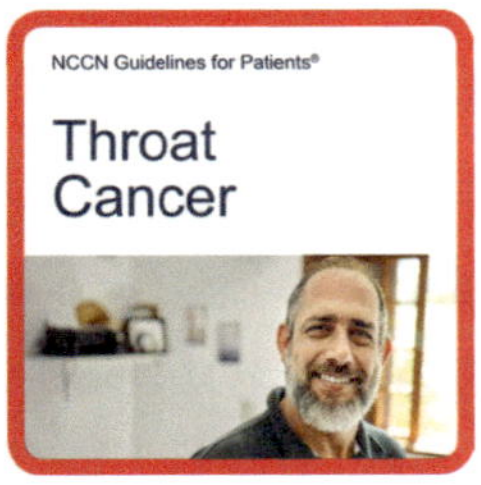

¿Cómo se trata el cáncer nasofaríngeo?

El tratamiento del cáncer nasofaríngeo se basa en si el tumor se ha extendido a zonas cercanas y a los ganglios linfáticos o si se ha diseminado a zonas alejadas del cuerpo. Las opciones de tratamiento incluyen radioterapia y tratamiento farmacológico (sistémico). En muchos casos, puede recurrirse también a un ensayo clínico.

En esta guía, se detalla cómo se diagnostica y trata el cáncer nasofaríngeo. Se proporciona una descripción general de los tipos de pruebas y tratamientos, y qué se puede esperar durante esos períodos.

¿Cómo puedo recibir la mejor atención?

Luche por usted. Usted tiene un papel importante que desempeñar en su cuidado. Muchas personas se sienten más satisfechas cuando participan activamente en la planificación de su atención oncológica.

Las NCCN Guidelines for Patients le permitirán desempeñar un papel más importante en su atención. Hable sobre las recomendaciones de esta guía con su equipo de atención médica. Pregunte sobre sus opciones y comparta sus objetivos e inquietudes.

¿No sabe qué preguntar? No se olvide de que cuenta con apoyo. Por eso incluimos sugerencias de preguntas al final de cada capítulo.

Siga leyendo para encontrar la mejor atención posible.

Cómo puede ayudar esta guía

Tomar decisiones sobre la atención oncológica es estresante. Tiene mucho por aprender, y no sabe lo que le depara el futuro.

Utilice esta guía para obtener la información y el apoyo que necesita.

Los pacientes, los médicos y otros profesionales de la salud confían en las NCCN Guidelines for Patients. En esta guía, se utiliza un lenguaje claro y cotidiano para explicar las recomendaciones actuales sobre el tratamiento del cáncer y están elaboradas por expertos respetados en el campo.
Las recomendaciones se basan en las investigaciones más recientes y prácticas de los mejores centros oncológicos.

Su salud es única, por lo que su atención oncológica también debería serlo. A medida que lee esta guía, aprenderá sobre qué tratamientos tienen más probabilidades de ofrecer los mejores resultados para su caso. Así, estará mejor preparado para hablar con su equipo de atención médica.

2

Pruebas para detectar el cáncer nasofaríngeo

La planificación del tratamiento comienza con los estudios. Su equipo de atención médica querrá recopilar toda la información posible sobre su cáncer nasofaríngeo. En este capítulo, se presenta una descripción general de los posibles estudios que puede realizarse y qué puede esperar.

Las pruebas se utilizan para detectar el cáncer, planificar el tratamiento y ver cómo responde el cáncer al tratamiento. Los resultados de la biopsia del tumor y de los ganglios linfáticos, análisis de sangre y estudios de diagnóstico por imágenes se usan para determinar qué tratamientos son los mejores para su cáncer nasofaríngeo. Este capítulo ofrece una descripción general de algunas de las pruebas que podría realizar. Las pruebas utilizadas para la planificación del tratamiento se encuentran en la **Guía 1**.

Pruebas médicas generales

A continuación, se describen algunas pruebas médicas generales.

Guía 1 Pruebas para planificar el tratamiento
Antecedentes médicos y de consumo de tabaco y alcohol y exploración física, inclusive la exploración completa de cabeza y cuello. Exploración con espéculo, de ser necesario. Detección de malestar emocional.
Exploración nasofaríngea por fibroscopia.
Biopsia del tumor y de los ganglios linfáticos.
RM de clavícula a base del cráneo. También puede indicarse TC de la base del cráneo y cuello.
Estudios de diagnóstico por imágenes para las metástasis a distancia con TEP/TC con FDG o TC de tórax con contraste.
Prueba del virus de Epstein-Barr y posible prueba de biomarcadores del VPH.
Según la necesidad: • Examen dental. • Evaluación nutricional, del habla y de la deglución, y prueba de audición (audiograma). • Examen de la vista. • Pruebas hormonales. • Ayuda para dejar de fumar. • Asesoramiento sobre fertilidad. • Detección de hepatitis.

Antecedentes médicos

Los antecedentes médicos son un registro de todos los problemas de salud y tratamientos que ha tenido durante su vida. Incluye cirugías anteriores y afecciones de salud actuales. Lleve una lista de los medicamentos nuevos y antiguos e incluso los de venta libre, herbarios o los suplementos que esté tomando. Algunos suplementos interactúan y afectan los medicamentos que su equipo de atención médica puede recetarle. Además, informe a su equipo de atención médica sobre cualquier síntoma que tenga.

Antecedentes de consumo de tabaco y alcohol

El consumo de tabaco y alcohol son factores de riesgo conocidos para padecer cáncer de cabeza y cuello y pueden limitar la eficacia del tratamiento. También pueden afectar la supervivencia.

Se le preguntará sobre sus antecedentes de consumo de tabaco y alcohol y se le pedirá que evite el tabaco y limite el consumo de alcohol durante el tratamiento. Hable con su equipo de atención médica si tiene alguna pregunta o inquietud.

Antecedentes familiares

Los tumores de cabeza y cuello no suelen heredarse de los padres biológicos (de nacimiento). Sin embargo, algunos factores de riesgo y otras enfermedades pueden ser hereditarios. Su médico le preguntará sobre los antecedentes médicos de sus familiares consanguíneos. Esta información se llama antecedentes familiares.

Pregunte a los miembros de ambos lados de su familia sobre problemas de salud como afecciones cardíacas, cáncer y diabetes, y a qué edad se los diagnosticaron. Es importante saber el tipo de cáncer específico, dónde comenzó el cáncer, si se encuentra en varios lugares y si se hicieron pruebas genéticas.

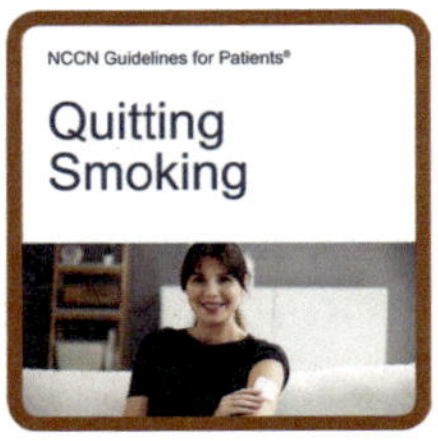

Si fuma o vapea, pida ayuda para dejar de hacerlo

Fumar o vapear nicotina aumenta mucho sus posibilidades de sufrir efectos secundarios durante y después de la radioterapia. Fumar y vapear pueden limitar los efectos del tratamiento e impiden la cicatrización de la herida. También aumenta las posibilidades de padecer otros cánceres. El consumo de cannabis también podría afectar la cantidad de anestesia que se utiliza durante algunos procedimientos.

La nicotina es la sustancia química que se encuentra en el tabaco y que hace que quiera seguir fumando y vapeando. La abstinencia de la nicotina es un reto para la mayoría de las personas que fuman o vapean. El estrés de tener cáncer puede dificultar aún más el dejar de fumar. Si fuma o vapea, pregunte a su equipo de atención médica sobre asistencia psicológica y medicamentos para ayudarlo a dejar de fumar.

Puede encontrar más información en *NCCN Guidelines for Patients: Dejar de fumar* en NCCN.org/patientguidelines y en la aplicación NCCN Patient Guides for Cancer.

Para obtener ayuda en línea, consulte estos sitios web:

- SmokeFree.gov
- CDC.gov/tobacco

Exploración física

Durante una exploración física, el profesional de atención médica puede realizar lo siguiente:

- Tomar la temperatura, la presión arterial, el pulso y la frecuencia respiratoria.
- Controlar su altura y peso.
- Auscultar el corazón y los pulmones.
- Observar sus ojos, oídos, nariz y garganta.
- Palpar y aplicar presión en distintas partes del cuerpo para ver si los órganos tienen tamaño normal, están blandos o duros o si duelen cuando los toca.
- Palpar el cuello para detectar ganglios linfáticos agrandados.

Exploración completa de cabeza y cuello

La exploración física incluirá la cabeza y el cuello. Dado que algunas partes de la boca y la garganta no son fáciles de ver cuando abre la boca, es posible que un profesional de la salud le palpe el interior de la boca y utilice un espéculo especial o un endoscopio de fibra óptica para examinar el interior de la boca y la garganta.

Examen dental

El cáncer de cabeza y cuello y su tratamiento pueden afectar la salud de la mandíbula, dientes y encías. Es importante avisarle al dentista sobre su cáncer de cabeza y cuello y recibir con mayor frecuencia limpiezas y revisiones dentales. Si necesita atención o procedimientos dentales, es posible que deba hacérselos antes de comenzar determinados tratamientos.

Los dentistas especializados, como los oncólogos dentales y los prostodoncistas maxilofaciales se enfocan en personas con cáncer. Pregunte a su oncólogo si puede recomendarle un experto en odontología asociado a un centro oncológico integral.

Detección de malestar emocional

Lidiar con un diagnóstico de cáncer puede ser estresante y provocar angustia. El malestar emocional es una experiencia desagradable de naturaleza mental, física, social o espiritual. Puede afectar cómo uno se siente, piensa y actúa. El malestar emocional puede incluir sentimientos de tristeza, miedo, impotencia, preocupación, ira y culpa. También puede sufrir depresión, ansiedad y problemas para dormir. Su equipo de atención evaluará su nivel de malestar emocional. Esto es parte de su atención del cáncer.

Pruebas hormonales

La radioterapia de cabeza y cuello puede afectar las glándulas endocrinas (hormonales) que se encuentran en la cabeza y el cuello, como la glándula tiroidea y la hipófisis. Por lo tanto, es posible que se indiquen análisis de sangre para evaluar la concentración tiroidea antes o después del tratamiento.

Prueba de audición

Los tumores de cabeza y cuello pueden afectar la audición. El tratamiento de estos tumores también podría afectarla. Una prueba de audición muestra si hay alguna pérdida auditiva y, en caso afirmativo, el tipo, su gravedad y cuál podría ser la causa.

Detección del virus de la hepatitis

Las infecciones provocadas por el virus de la hepatitis pueden afectar al hígado. Un análisis de sangre de hepatitis mostrará si tuvo esta enfermedad en el pasado o si la tiene en la actualidad. Algunos tratamientos para el cáncer pueden despertar (o reactivar) el virus. Si sucede esto, puede dañar el hígado.

Evaluación nutricional

Puede consultar a un nutricionista antes de comenzar el tratamiento. Este profesional podrá recomendarle los mejores alimentos y bebidas para su caso. Es probable que lo deriven a un nutricionista antes de comenzar el tratamiento para prevenir la disminución grave de peso y el desequilibrio nutricional.

Estado funcional

El estado funcional es una clasificación del nivel general de aptitud física de una persona y su capacidad para realizar tareas de autocuidado en la vida diaria. Es un factor que se tiene en cuenta al elegir un plan de tratamiento.

Evaluación del habla y la deglución

Puede consultar a un foniatra que analizará su capacidad para deglutir (tragar) y hablar antes y después del tratamiento.

Si siente algo diferente en la zona del cuello, glándulas, lengua o boca, ¡no espere! Consulte a su dentista, a un cirujano maxilofacial o a un otorrinolaringólogo".

Fertilidad (todos los sexos)

La administración de un tratamiento sistémico farmacológico puede afectar la fertilidad o la capacidad para tener hijos. Si cree que desea tener hijos en el futuro, consulte a su equipo de atención médica la forma en que el cáncer y su tratamiento podrían afectar su fertilidad.

La preservación de la fertilidad consiste en dejar sus opciones abiertas, ya sea que sepa que desea tener hijos más adelante o que no tenga la certeza en este momento. Los especialistas en fertilidad y reproducción pueden ayudarle a decidir qué es lo mejor para su situación.

Puede encontrar más información sobre la preservación de la fertilidad en *NCCN Guidelines for Patients: Cáncer en adultos jóvenes* en NCCN.org/patientguidelines y en la aplicación NCCN Patient Guides for Cancer.

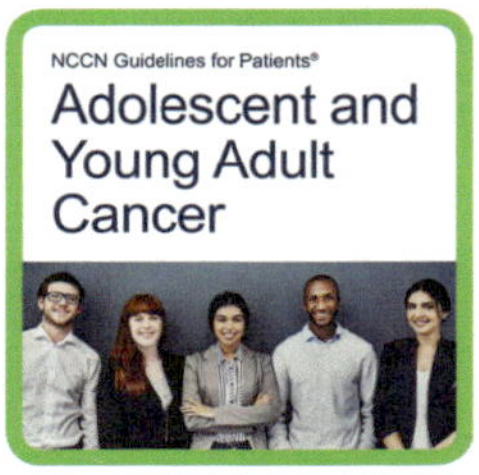

Prevenir el embarazo durante el tratamiento

Es importante prevenir el embarazo durante el tratamiento. El tratamiento del cáncer puede afectar los ovarios, dañar el esperma y perjudicar el desarrollo del bebé durante el embarazo. Por lo tanto, debe evitarse el embarazo, ya sea propio o de su pareja, durante el tratamiento. Si está embarazada o amamantando en el momento del diagnóstico de cáncer, es posible que los tratamientos deban adaptarse.

Estudios de diagnóstico por imágenes

En los estudios de diagnóstico por imágenes, se toman fotografías del interior del cuerpo. Estas muestran el tumor primario, o el lugar donde comenzó el cáncer, y allí se buscan tumores o cáncer en otras partes del cuerpo. El radiólogo, un médico experto en interpretar estudios de diagnóstico por imágenes, enviará un informe de los resultados a su equipo de atención médica.

La siguiente información no está ordenada por importancia. Probablemente, le harán una combinación de estudios de diagnóstico por imágenes.

Medio de contraste

El medio de contraste es una sustancia que se usa para mejorar la calidad de los estudios de diagnóstico por imágenes como la TC y la RM. Se usa para que las imágenes sean más claras. No todos los estudios de diagnóstico por imágenes requieren medios de contraste, pero muchos sí.

El medio de contraste se puede tomar por boca (vía oral) o se puede administrar por una vena (vía intravenosa o IV). El medio de contraste oral pasará junto con su siguiente movimiento intestinal. El contraste IV se expulsa del cuerpo a través de la orina inmediatamente después de la prueba. Los tipos de medios de contraste varían y son diferentes para la TC y la RM.

Avise a su equipo de atención médica si ha tenido alguna vez reacciones alérgicas al medio de contraste. Esto es importante. Es posible que le administren medicamentos para evitar los efectos de dichas alergias. Es posible que no se utilice el medio de contraste si tiene una alergia grave o si los riñones o el hígado no funcionan bien.

TC

La TC o TAC usa rayos X y tecnología informática para tomar imágenes del interior del cuerpo. Toma varias radiografías de la misma parte del cuerpo desde distintos ángulos. Para detectar el cáncer, es posible que le realicen una TC de cabeza, cuello y tórax. En la mayoría de los casos, se utilizará un medio de contraste.

Tomógrafo

El tomógrafo es una máquina grande que tiene un túnel en el centro. Durante el examen, se acostará boca arriba sobre una tabla que se desliza lentamente hacia dentro de un túnel en el equipo.

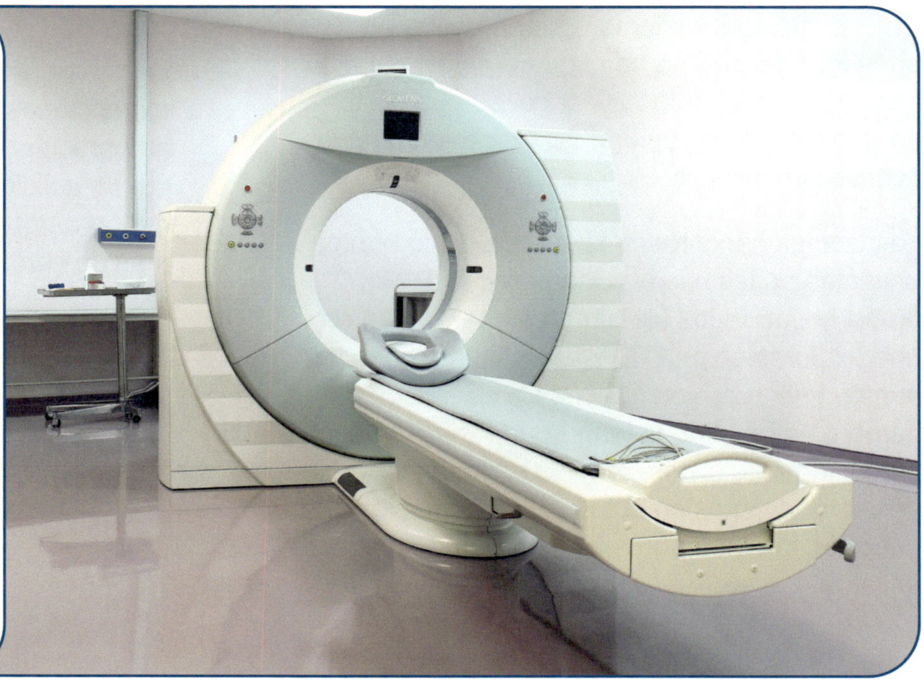

RM

Una RM usa ondas sonoras e imanes potentes para tomar fotografías del interior del cuerpo. No utiliza rayos X, lo que significa que no se emite radiación al organismo durante el estudio. Debido a los imanes muy potentes que se utilizan en el aparato de RM, informe al técnico si tiene algún metal o marcapasos en su cuerpo. Durante la prueba, es probable que se le pida que contenga la respiración durante 10 o 20 segundos mientras el técnico toma las imágenes.

Las RM tardan más que las TC. El resonador magnético cerrado tiene un diseño de cápsula en la que el imán rodea a la persona. El espacio es pequeño y cerrado. El resonador magnético abierto tiene un imán en la parte superior y en la inferior, lo que permite que haya una abertura en cada extremo. Los resonadores cerrados son más comunes que los abiertos. Por lo tanto, si tiene claustrofobia (miedo a los espacios cerrados), asegúrese de avisarle a su equipo de atención médica.

TEP

En la TEP, se utiliza una sustancia radiactiva llamada radiomarcador que se inyecta por vena. En el estudio, el radiomarcador muestra en qué lugar del cuerpo se encuentran las células cancerosas y cuánto azúcar consumen. Esto da una idea de la rapidez del crecimiento de las células cancerosas.

Las células cancerosas aparecen como puntos brillantes en las exploraciones por TEP. Sin embargo, no todos los tumores aparecerán en una exploración por TEP. Además, no todos los puntos brillantes son cáncer. Es normal que el cerebro, la base de la lengua o el tejido linfático de las amígdalas, el corazón, los riñones y la vejiga se vean brillantes en la TEP. La inflamación o la infección también pueden verse como un punto brillante.

Cuando la exploración por TEP se combina con una TC, este procedimiento se conoce como exploración por TEP/TC.

- En **la TEP/TC con FDG**, se utiliza un radiomarcador llamado fluorodesoxiglucosa (FDG). Esta exploración es más útil cuando los resultados de otros estudios por imágenes no son claros.

Ecografía

La ecografía usa ondas sonoras de energía alta para generar imágenes del interior del cuerpo. Es similar a la ecografía utilizada para el embarazo. Se sostiene una sonda en forma de varilla (transductor) sobre el cuello y se mueve con un gel. La ecografía no utiliza rayos X, por lo que puede repetirse todas las veces que sea necesario.

Radiografía dental panorámica

La radiografía dental panorámica (Panorex) utiliza una dosis muy pequeña de radiación para capturar toda la boca en una sola imagen, que incluye los dientes, los maxilares superior e inferior y las estructuras y tejidos circundantes. Los dentistas y cirujanos maxilofaciales la realizan habitualmente y puede utilizarse para planificar tratamientos de dentaduras postizas, aparatos de ortodoncia, extracciones e implantes. Si un diente o una muela en particular presenta algún problema, el dentista puede solicitar una radiografía diferente llamada radiografía periapical, que permite evaluar mejor y más de cerca el diente.

Biopsia

La biopsia es la extracción de una muestra de tejido o grupo de células del tumor para analizarla. Es un paso importante para realizar un diagnóstico preciso. Un anatomopatólogo, que es un especialista que identifica enfermedades mediante el estudio de células y tejidos, examinará la muestra de la biopsia y observará el aspecto general y el tamaño, la forma y los tipos de células. Esto se denomina revisión histológica o histopatológica. Se realizan pruebas de laboratorio en el tumor después de extirparlo.

Existen diferentes tipos de biopsias que se realizan para el cáncer nasofaríngeo. La aspiración con aguja fina, la biopsia por punción con aguja fina y la biopsia por punción con aguja gruesa utilizan agujas de diferentes tamaños para extraer una muestra del tumor o ganglio linfático. Se puede usar ecografía o TC para guiar la biopsia de ganglios linfáticos.

Biopsia de metástasis

La metástasis es la extensión del cáncer nasofaríngeo a una zona del cuerpo fuera del cuello, como los pulmones o los ganglios linfáticos distantes. Es posible que se necesite una biopsia de las metástasis para confirmar la presencia de cáncer. Si hay más de una metástasis, se puede realizar una biopsia en cada sitio. El tipo de biopsia utilizado depende de la ubicación de la presunta metástasis y otros factores.

Se recomienda que, cuando sea posible, las personas con tumores de cabeza y cuello reciban tratamiento en un hospital o centro con un alto volumen de pacientes que tenga experiencia en su tipo de cáncer.

Pruebas de biomarcadores

Se puede analizar una biopsia del tumor o de los ganglios linfáticos para detectar mutaciones en los genes, concentraciones de proteínas u otras características moleculares. Algunas veces, también se llaman estudios moleculares, perfiles tumorales, secuenciación tumoral, perfiles de expresión génica o pruebas genómicas. Estas pruebas suelen utilizarse en casos de tumores de cabeza y cuello avanzados o muy extendidos (metastásicos).

Virus de Epstein-Barr

El virus de Epstein-Barr (VEB) es un virus frecuente que causa mononucleosis infecciosa. Permanece latente o inactivo en la mayoría de las personas. La mayoría de los tumores nasofaríngeos están relacionados con el VEB. Se analizará una muestra del tumor o de la sangre para detectar el ADN del VEB antes y después del tratamiento.

VPH

El VPH (virus de los papilomas humanos) es un grupo de virus que infectan las células de la superficie de la piel, de las superficies húmedas o de la mucosa interna de algunos órganos y cavidades corporales. El VPH suele contagiarse por contacto sexual. El cuerpo suele eliminar las infecciones por VPH en aproximadamente 9 de cada 10 personas. Sin embargo, las infecciones por VPH pueden causar un crecimiento anormal de los tejidos (verrugas no cancerosas) y cáncer. El cáncer causado por el VPH se llama cáncer relacionado con el VPH. En los tumores de cabeza y cuello, el cáncer de garganta (orofaríngeo) suele estar relacionado con el VPH. Sin embargo, en algunos casos de cáncer nasofaríngeo, se pueden realizar análisis de VPH.

Puede encontrar más información sobre el VPH en *NCCN Guidelines for Patients*: *Cáncer de garganta* en NCCN.org/patientguidelines y en la aplicación NCCN Patient Guides for Cancer.

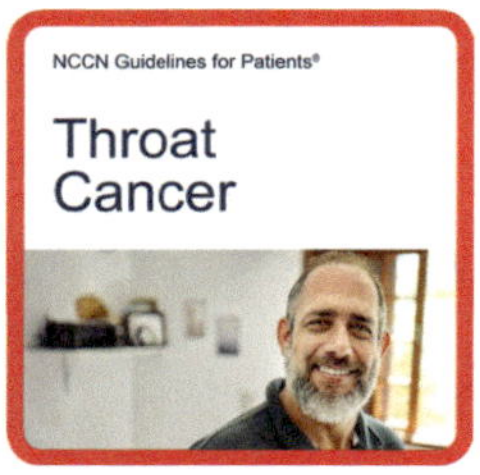

Mutación de MSI-H/dMMR

Los microsatélites son cadenas cortas y repetidas de ADN. Cuando se producen errores o defectos, se solucionan con proteínas de reparación de desajustes (MMR). Algunos tipos de cáncer tienen cambios o mutaciones de ADN que generan cambios que impiden que se corrijan estos errores. Esto se denomina inestabilidad de microsatélites (MSI) o reparación de desajustes deficiente (dMMR). Cuando las células cancerosas tienen más de una cantidad normal de microsatélites, se denomina MSI-H (inestabilidad de microsatélites alta). Esto a menudo se debe a los genes dMMR.

Prueba de PD-L1

PD-L1 es una proteína inmunitaria que activa al sistema inmunitario para combatir mejor las células cancerosas. Si esta proteína se encuentra (se expresa) en la superficie de las células cancerosas, puede provocar que las células del sistema inmunitario ignoren a las células cancerosas e inhiban la respuesta inmunitaria antitumoral. La expresión de PD-L1 se mide mediante un índice de positividad combinada (IPC), que mide las proteínas inmunitarias del tumor y del sistema inmunitario.

Carga mutacional tumoral

Cuando hay 10 o más mutaciones por millón de pares de bases de ADN tumoral, se denomina carga mutacional tumoral alta (TMB-H). Los tumores metastásicos o irresecables con TMB suelen tratarse con inmunoterapia como pembrolizumab que se dirige a las proteínas llamadas PD-1 y PD-L1.

Pruebas de mutación tumoral

Es posible que se utilice una muestra de sangre o del tumor para ver si las células cancerosas tienen mutaciones específicas del ADN. Esta es una prueba de ADN distinta de las pruebas genéticas para mutaciones que puede haber heredado de sus padres biológicos. En las pruebas de mutación tumoral, solo se analiza el tumor y no el resto del cuerpo.

Puntos clave

- Los resultados de la biopsia del tumor y de los ganglios linfáticos, análisis de sangre y estudios de diagnóstico por imágenes se usan para determinar qué tratamientos son los mejores para su cáncer nasofaríngeo.
- El cáncer de cabeza y cuello y su tratamiento pueden afectar la salud de la mandíbula, dientes y encías. Informe al dentista sobre su cáncer de cabeza y cuello tan pronto como se entere y mantenga sus limpiezas y revisiones dentales periódicas al día.
- El tratamiento puede afectar la fertilidad. Hable con su equipo de atención médica sobre sus inquietudes y si está planeando un embarazo ahora o en el futuro cercano.
- Los estudios de diagnóstico por imágenes toman fotografías del interior del cuerpo y se utilizan para obtener más información sobre el tipo, el tamaño y la ubicación del tumor.
- La biopsia es la extracción de una muestra de tejido o grupo de células para analizarla. Se realizarán pruebas de laboratorio con las células obtenidas por biopsia.
- La mayoría de los tumores nasofaríngeos están causados por el virus de Epstein-Barr (VEB).

Preguntas para hacer

- ¿Qué pruebas tendré que hacerme?
- ¿Mi seguro pagará estos estudios?
- ¿Qué pruebas se realizarán en el tumor y en los ganglios linfáticos?
- ¿Quién me explicará los resultados de las pruebas?
- ¿Qué otra información necesita reunir antes de que inicie el tratamiento?

¿Cuál es el siguiente paso?

Ahora que ya conoce los diferentes tipos de pruebas a las que puede someterse, en el siguiente capítulo se explicará cómo se clasifican los estadios del cáncer nasofaríngeo. La estadificación es parte de la planificación del tratamiento.

3

Estadificación del cáncer nasofaríngeo

La estadificación del cáncer se usa para orientar las decisiones sobre el tratamiento. Describe el tamaño y la ubicación del tumor y si el cáncer se ha extendido a los ganglios linfáticos o a otras partes del cuerpo. En este capítulo, se explican los estadios del cáncer nasofaríngeo.

¿Cómo se estadifica el cáncer nasofaríngeo?

El estadio es una forma de describir el cáncer en el momento en que se diagnostica por primera vez. Según los estudios, a su cáncer se le asignará un estadio. La estadificación ayuda a predecir el pronóstico y a tomar decisiones sobre el tratamiento. El pronóstico es el curso que probablemente tomará su cáncer.

Información que se recaba durante la estadificación:

- **El tamaño y la ubicación del tumor (T)**: ¿Dónde está ubicado el tumor? ¿Qué tan grande es el tumor? ¿Se ha extendido a zonas cercanas?
- **La extensión a los ganglios linfáticos cercanos (N)**: ¿El cáncer se ha esparcido a los ganglios linfáticos cercanos? En caso afirmativo, ¿a cuántos? ¿Dónde?

Los tumores de cabeza y cuello se miden en centímetros: a modo de comparación, una pelota de béisbol mide 7 cm; una pelota de golf, 4 cm; y un guisante, 1 cm.

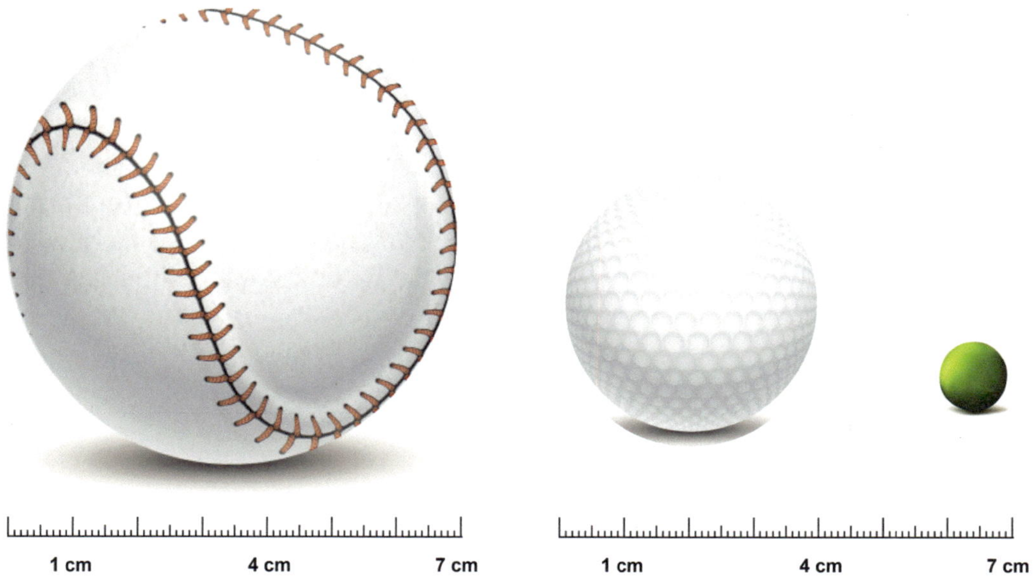

- **La extensión (metástasis) hacia zonas alejadas (M)**: ¿El cáncer se ha esparcido a órganos distantes, como los pulmones o el hígado?
- **Pruebas de biomarcadores**: ¿El cáncer tiene algún gen o mutación que pueda indicar el tratamiento? ¿La sangre o el tumor contienen el virus de Epstein-Barr (VEB) o el VPH?

La estadificación se basa en una combinación de información para llegar a un estadio final numerado. A menudo, no se dispone de toda la información en la evaluación inicial. Se puede recopilar más información a medida que comienza el tratamiento.

Clasificación TNM

El sistema tumor, ganglio y metástasis (TNM) se usa para estadificar el cáncer nasofaríngeo. En este sistema, las letras T, N y M describen diferentes áreas del crecimiento del cáncer. Según los resultados de las pruebas, se asigna un puntaje o número a cada letra. Cuanto más alto el número, más grande es el tumor o mayor es la extensión del cáncer. Estas puntuaciones se combinan para asignar un estadio al cáncer. Un ejemplo del sistema TNM se vería así: T1N0M0 o T1, N0, M0.

La siguiente información sobre la estadificación TNM se utiliza para el carcinoma de células escamosas (CCE) de la nasofaringe. El CCE comienza en la capa superficial (epitelio) de la nasofaringe.

T = Tumor

El tumor se puede extender hacia las estructuras cercanas. El tamaño del tumor se mide en centímetros (cm) o milímetros (mm). Una pelota de golf mide unos 4 cm (40 mm) y un guisante, alrededor de 1 cm (10 mm).

- **Tis:** se trata de un carcinoma *in situ*, lo que significa que las células cancerosas solo se encuentran en la capa de células escamosas y no han invadido más profundamente el tejido subyacente.
- **T1:** el tumor está confinado a la nasofaringe o se ha extendido hacia la orofaringe o la cavidad nasal, pero no hacia el espacio parafaríngeo. El espacio parafaríngeo es una zona triangular cerca de la faringe (garganta), entre la base del cráneo y el hueso hioides (el hueso que se encuentra debajo de la lengua). Se encuentra en los tejidos profundos del cuello y contiene principalmente grasa, así como vasos sanguíneos (incluidas la arteria carótida y la vena yugular), nervios, ganglios linfáticos y partes de la glándula salival (saliva).
- **T2:** el tumor se ha extendido hacia el espacio parafaríngeo o al tejido blando cercano (músculos como el pterigoideo medial, el pterigoideo lateral y los músculos prevertebrales).
- **T3:** el tumor se ha extendido hacia las estructuras óseas en la base del cráneo (craneal), las vértebras del cuello (cervical) o las estructuras pterigoideas (mandíbula) o los senos paranasales. La base del cráneo se encuentra entre la parte inferior del cerebro y las estructuras de la cara.
- **T4:** el tumor se ha extendido dentro del cráneo, los nervios craneales, la hipofaringe, los huesos de los ojos (órbita) o la glándula parótida (saliva), o se ha diseminado más allá del músculo pterigoideo lateral (mandíbula).

N = Ganglios linfáticos regionales

En todo el cuerpo hay cientos de ganglios linfáticos. Funcionan como filtros para ayudar a combatir las infecciones y eliminar las sustancias nocivas del cuerpo. La cabeza y el cuello contienen una red de más de 300 ganglios. Están unidos por músculos, nervios, vasos sanguíneos y vasos linfáticos. El cáncer nasofaríngeo puede extenderse a los ganglios linfáticos cercanos de la cabeza y el cuello.

Los ganglios linfáticos regionales se encuentran cerca del tumor. El cáncer que se encuentra en los ganglios linfáticos regionales se llama metástasis de los ganglios linfáticos. Es diferente de una metástasis a distancia, que se encuentra fuera del cuello (por ejemplo, en los pulmones).

- **N0**: no se encuentra metástasis de los ganglios linfáticos regionales.
- **N1:** se encuentra una metástasis de 6 cm o menos dentro de un ganglio linfático.
- **N2:** se encuentra una metástasis de 6 cm o menos dentro de uno o más ganglios linfáticos en ambos lados del cuello, sobre el cricoides. El cricoides es el cartílago en forma de anillo que se encuentra en la parte inferior de la laringe.
- **N3:** se encuentra una metástasis de 6 cm o más dentro de uno o más ganglios linfáticos o un ganglio linfático afectado (de cualquier tamaño) debajo del cricoides.

Ganglios linfáticos de la cabeza y el cuello

Hay más de 300 ganglios linfáticos en esta parte del cuerpo. Si los tumores de cabeza y cuello se diseminan, suelen hacerlo a los ganglios linfáticos cercanos.

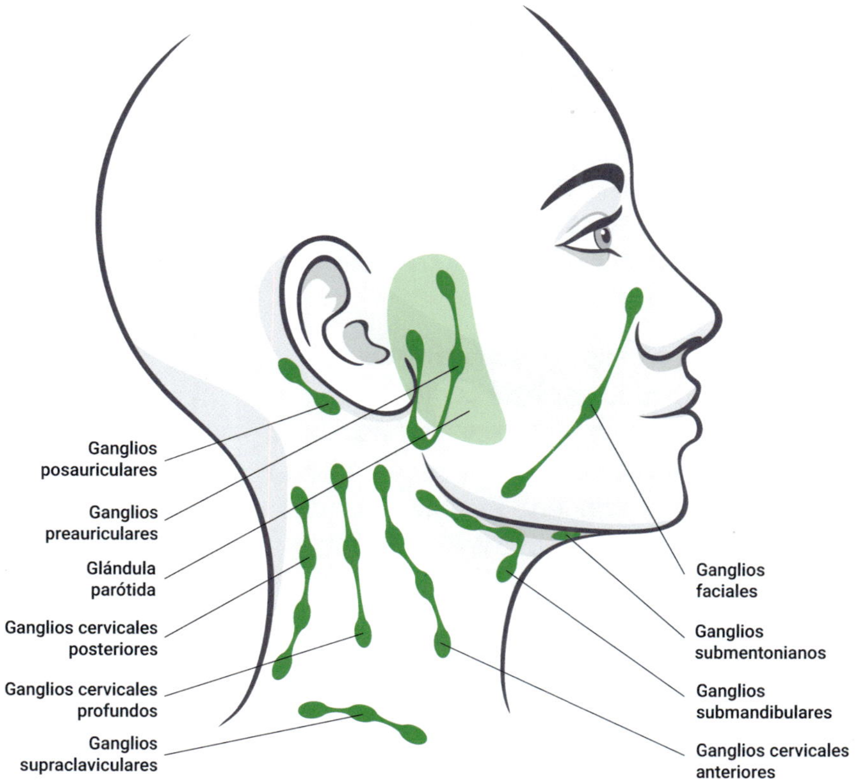

M = Metástasis

El cáncer que se ha extendido a partes alejadas del cuerpo a través del torrente sanguíneo se muestra como M1. En M1a, el cáncer se ha extendido a 3 zonas o menos. En M1b, el cáncer se ha extendido a más de 3 zonas. El lugar más frecuente de metástasis son los ganglios linfáticos fuera de la cabeza y el cuello. Otras zonas frecuentes son los pulmones y los huesos. La biopsia de la metástasis depende de la ubicación y el tamaño.

Estadios del cáncer nasofaríngeo

Los estadios numerados se basan en la clasificación TNM. Los estadios van del 0 al 4, que es el más avanzado. También se pueden escribir como estadio 0, estadio I, estadio II, estadio III y estadio IV. Para los estadios del cáncer nasofaríngeo, consulte la **Guía 2**.

Los siguientes son los estadios generales del cáncer nasofaríngeo:

- **Estadio 0:** se trata de un carcinoma *in situ*, lo que significa que las células cancerosas solo se encuentran en la capa de células escamosas de la nasofaringe.
- **Estadio 1 (cáncer nasofaríngeo incipiente)**: el tumor está confinado a la nasofaringe o se ha extendido hacia la orofaringe o la cavidad nasal, pero no hacia el espacio parafaríngeo. El cáncer puede encontrarse en un ganglio linfático y mide menos de 6 cm.
- **Estadio 2 (cáncer nasofaríngeo incipiente a localmente avanzado):** el tumor se puede haber extendido al espacio parafaríngeo y el tejido blando cercanos o puede haber llegado a las estructuras óseas de la base del cráneo, el cuello, la mandíbula o los senos paranasales. El cáncer puede encontrarse en más de un ganglio linfático, pero mide menos de 6 cm.
- **Estadio 3 (cáncer nasofaríngeo localmente avanzado):** el tumor es grande y puede haberse extendido dentro del cráneo, los nervios craneales, la hipofaringe, los huesos de los ojos (órbita) o la glándula parótida (saliva), o se ha diseminado más allá del músculo de la mandíbula. El cáncer puede encontrarse en más de un ganglio linfático o medir más de 6 cm.
- **Estadio 4 (cáncer nasofaríngeo metastásico):** el cáncer se ha extendido fuera de la cabeza y el cuello a zonas del cuerpo como los pulmones o los ganglios linfáticos distantes.

Guía 2
Estadios del cáncer nasofaríngeo

Estadio 0	• Tis, N0, M0
Estadio 1A	• T1 o T2, N0, M0
Estadio 1B	• T0 o T1 o T2, N1, M0
Estadio 2	• T0 o T1 o T2, N2, M0 • T3, N0 o N1 o N2, M0
Estadio 3	• T4, cualquier N, M0 • Cualquier T, N3, M0
Estadio 4A	• Cualquier T, cualquier N, M1a
Estadio 4B	• Cualquier T, cualquier N, M1b

Puntos clave

- La estadificación del cáncer se utiliza para tomar decisiones acerca del tratamiento.
- Describe el tamaño y la ubicación del tumor y si el cáncer se ha extendido a los ganglios linfáticos o a otros órganos o partes del cuerpo.
- La cabeza y el cuello contienen una red de más de 300 ganglios linfáticos, conectados mediante vasos linfáticos, que drenan todas las zonas de la cabeza y el cuello.
- El cáncer de cabeza y cuello suele extenderse a los ganglios linfáticos cercanos al cuello (cervicales).
- El cáncer de cabeza y cuello puede extenderse a partes alejadas del cuerpo.

Preguntas para hacer

- ¿En qué estadio se encuentra mi cáncer?
- ¿El cáncer está en estadio inicial, es localmente avanzado o metastásico?
- ¿El cáncer está en alguna zona o estructura cercana como los ganglios linfáticos?
- ¿El cáncer se ha esparcido a los ganglios linfáticos o lugares alejados como los pulmones?
- ¿Qué significa este estadio de cáncer en cuanto a supervivencia y calidad de vida?

¿Cuál es el siguiente paso?

En el siguiente capítulo, se ofrece una descripción de las opciones de tratamiento y qué esperar.

4

Tipos de tratamiento

El cáncer nasofaríngeo se trata con radioterapia y tratamiento sistémico o una combinación de ambos. En este capítulo, se describen las opciones de tratamiento y qué esperar. Juntos, usted y su equipo de atención médica elegirán un plan de tratamiento que sea mejor para usted.

Los resultados de los estudios de diagnóstico por imágenes y la biopsia se utilizarán para determinar el plan de tratamiento para el estadio del cáncer que padece. El cáncer nasofaríngeo no se trata con cirugía debido a la ubicación del tumor. El tratamiento suele ser una combinación de tratamiento sistémico y radioterapia.

Su equipo de atención médica

Las personas con cáncer de cabeza y cuello deben recibir tratamiento en centros oncológicos experimentados.

El tratamiento del cáncer requiere un abordaje en equipo. Las decisiones sobre el tratamiento deben estar a cargo de un equipo multidisciplinario de profesionales de la atención médica y psicosocial de diferentes ámbitos que tengan conocimiento y experiencia sobre su tipo de cáncer. Este equipo debe reunirse para planificar e implementar su tratamiento. Pregunte quién coordinará su atención.

Algunos integrantes de su equipo de atención médica estarán a su lado durante todo el tratamiento del cáncer, en tanto otros estarán presentes durante ciertos momentos. Conozca a su equipo de atención médica y ayúdelos para que lo conozcan a usted.

Su equipo de atención médica

El tratamiento para los tumores de cabeza y cuello es complejo. De acuerdo con el tipo y la ubicación del tumor, el equipo de atención médica puede incluir algunos de los siguientes especialistas.

- El **otorrinolaringólogo** es el médico que diagnostica y trata los trastornos relacionados con el oído, la nariz y la garganta.
- El **dentista** es el profesional capacitado para diagnosticar y tratar las afecciones bucales. A menudo, antes de comenzar algunos tipos de tratamiento, se lo derivará a un dentista especializado, como un oncólogo dental. Además, durante el tratamiento, deberá acudir con más frecuencia a su dentista habitual. Informe a su dentista tan pronto como reciba el diagnóstico de cáncer.
- El **oncólogo** es el médico que diagnostica y trata el cáncer. Entre los tipos de oncólogos se incluyen los oncólogos dentales, clínicos, cirujanos y radioterapeutas.
- La **medicina física y rehabilitación** ayudan a mejorar la función y la calidad de vida de las personas con cáncer nasofaríngeo. Pueden incluir fisioterapia, foniatría y terapia para la deglución, control del dolor o tratamiento para la inflamación del cuello.
- Los **nutricionistas** pueden recomendar alimentos para contribuir con la recuperación y controlar los efectos secundarios del tratamiento.

Radioterapia

La radioterapia utiliza rayos X de alta energía, fotones, electrones y otras fuentes para destruir las células cancerosas y reducir los tumores. Suele administrarse mediante una máquina computarizada desde el exterior del cuerpo, que puede ajustar el tratamiento para que se adapte a la ubicación y al tamaño del tumor. El tratamiento se administra en pequeñas dosis diarias, normalmente durante 6 o 7 semanas, de lunes a viernes, con los fines de semana libres. Es posible que deba utilizar un dispositivo ajustado al cuerpo, similar a una máscara de portero de hockey, para mantener la cabeza y los hombros inmóviles durante el tratamiento. Si se siente incómodo en espacios reducidos, hable con su oncólogo radioterapeuta para que le indique cómo mantenerse cómodo y tranquilo durante la radioterapia.

Al menos una vez a la semana, acudirá a su oncólogo radioterapeuta para analizar su progreso y comprobar si hay efectos secundarios, como erupciones cutáneas similares a quemaduras solares, dolor en la boca, pérdida del gusto, sequedad bucal, saliva espesa y dolor de garganta.

Antes de comenzar la radioterapia, debe hacer lo siguiente:

- Procure consultar a un dentista especializado o a un oncólogo dental para que le realicen un examen de autorización. La radioterapia tiene muchos efectos secundarios a largo plazo que pueden cambiar la vida y es mejor abordarlos con antelación.

La **radiografía dental panorámica** forma parte de la evaluación dental previa a la radioterapia. Es necesaria para comprobar el estado de su mandíbula, dientes y muelas y determinar si necesita algún tratamiento odontológico antes de comenzar la radioterapia.

Es importante que informe a su dentista sobre su cáncer de cabeza y cuello. Tendrá que acudir cada 3 o 4 meses para recibir atención de rutina y contrarrestar los efectos secundarios de la radioterapia.

La **radioterapia de intensidad modulada (RTIM)** utiliza pequeños haces de diferentes intensidades para adaptarse a la forma del tumor. Esto limita la cantidad de radiación que recibe el tejido normal. La RTIM se recomienda para minimizar la dosis de radiación a las estructuras esenciales.

"No tengo claustrofobia, pero la mascarilla de inmovilización es ajustada. La radioterapia dura solo de 6 a 8 minutos en la camilla cada vez. Dejar los ojos cerrados y escuchar buena música me permitió soportar la inmovilización".

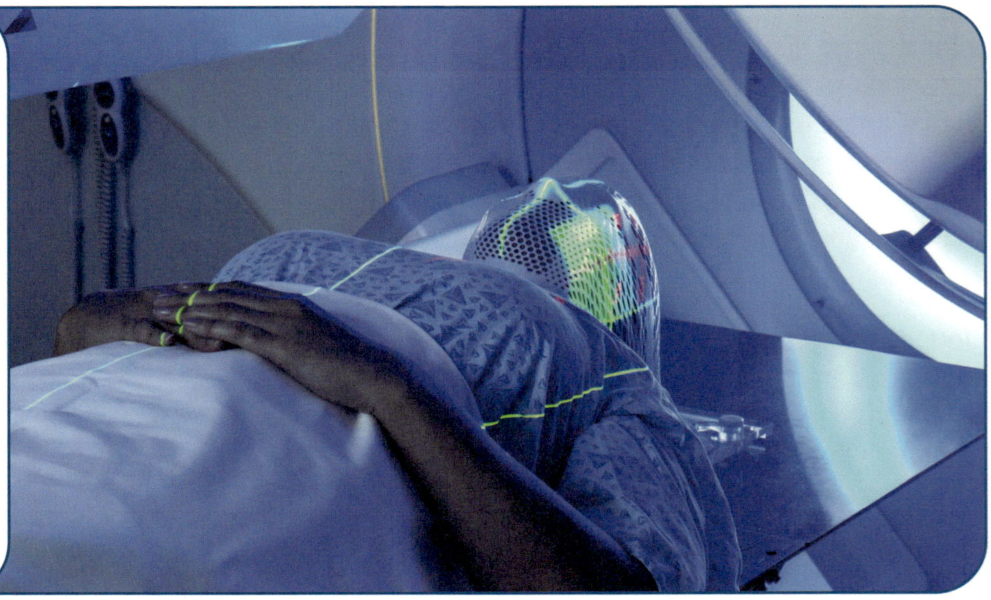

Tratamiento sistémico

El tratamiento sistémico es una terapia farmacológica que actúa en todo el cuerpo. Los tipos incluyen quimioterapia, tratamiento dirigido e inmunoterapia.

Todos los tratamientos sistémicos que se mencionan en esta guía están recomendados y son adecuados. Cuando resulta útil, los expertos de NCCN también asignan un nivel de preferencia a sus recomendaciones de tratamientos sistémicos:

- Los **tratamientos preferidos** son los que cuentan con más pruebas de que pueden funcionar mejor y pueden ser más seguros que otros.
- Los **otros tratamientos recomendados** pueden proporcionar resultados eficaces, pero puede haber menos pruebas, más efectos secundarios o es posible que no funcionen tan bien como los preferidos.
- **En algunos casos, hay tratamientos específicos** que funcionan mejor para individuos con determinadas características del cáncer o circunstancias de salud.

Para ver ejemplos de los tratamientos sistémicos, consulte la **Guía 3**.

Quimioterapia

La quimioterapia elimina las células de rápida división en todo el cuerpo, tanto las cancerosas como algunas de las normales. En ocasiones, la quimioterapia se asocia o se utiliza con otros tratamientos sistémicos. Esto se denomina quimioterapia con agentes múltiples. La quimioterapia podría ir seguida de radioterapia.

Quimiorradioterapia

En la quimiorradioterapia, la quimioterapia y la radioterapia se administran al mismo tiempo. Esto se llama quimiorradioterapia simultánea. Para el cáncer nasofaríngeo localmente avanzado, el cisplatino suele ser el fármaco quimioterápico preferido que se administra junto con la radioterapia.

Otros tratamientos sistémicos que no son quimioterápicos pueden administrarse al mismo tiempo que la radioterapia (tratamiento concomitante o simultáneo) o uno después del otro

Guía 3
Tratamientos sistémicos

Ejemplos de quimioterapia	• Capecitabina (Xeloda) • Carboplatino (Kyxata) • Cisplatino • Docetaxel (Taxotere, Docivyx, Beizray)	• Gemcitabina (Gemzar) • Fluorouracilo infusional • Metotrexato • Paclitaxel
Ejemplos de tratamiento dirigido	• Cetuximab (Erbitux) • Enfortumab vedotin-ejfv (Padcev)	
Ejemplos de inmunoterapia	• Nivolumab (Opdivo) • Pembrolizumab (Keytruda) • Penpulimab-kcqx	• Tislelizumab-jsgr (Tevimbra) • Toripalimab-tpzi (Loqtorzi)

(tratamiento secuencial). Pero estos tratamientos no se denominan quimiorradioterapia.

Tratamiento dirigido

El tratamiento dirigido afecta a una característica específica o única de las células cancerosas. Los tratamientos dirigidos buscan observar de qué manera las células cancerosas se desarrollan, se dividen y se mueven en el cuerpo. Estos medicamentos detienen o inhiben la acción de las moléculas que colaboran con el crecimiento y la supervivencia de las células cancerosas. Si el tumor tiene determinadas mutaciones, podría usarse el tratamiento dirigido.

Inmunoterapia

El sistema inmunitario tiene muchos interruptores de encendido y apagado. Los tumores se aprovechan de los interruptores de apagado. La inmunoterapia puede bloquear estos interruptores de apagado, lo que ayuda al sistema inmunitario a encenderse nuevamente.

Si el tumor tiene una gran cantidad de mutaciones o un índice de positividad combinada (IPC) de al menos un 1 % o más, puede administrarse inmunoterapia. La inmunoterapia puede administrarse sola o junto con quimioterapia o tratamiento dirigido.

Consulte más información en *NCCN Guidelines for Patients: Efectos secundarios de la inmunoterapia* en NCCN.org/patientguidelines y en la aplicación NCCN Patient Guides for Cancer.

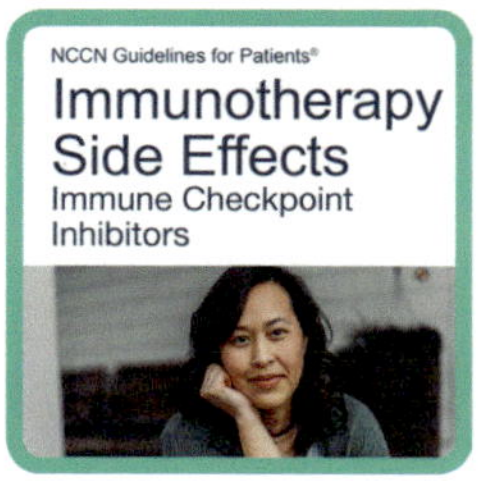

Ensayos clínicos

También podría recibir tratamiento mediante un ensayo clínico. Un ensayo clínico es un tipo de estudio de investigación médica. Después de desarrollar y analizar en un laboratorio nuevas formas posibles de tratar el cáncer, es necesario estudiarlas en las personas. Si en un ensayo clínico se determina que un medicamento, un dispositivo o un método de tratamiento es seguro y eficaz, es posible que lo apruebe la Administración de Alimentos y Medicamentos de los Estados Unidos (FDA).

Todas las personas con cáncer deben considerar atentamente todas las opciones de tratamiento que existen para tratar su tipo de cáncer, incluidos los tratamientos habituales y los ensayos clínicos. Converse con su médico para evaluar si tiene sentido participar en un ensayo clínico.

Fases

La mayoría de los ensayos clínicos sobre el cáncer se centran en el tratamiento y se realizan por fases.

- En los ensayos de **fase 1**, se estudian la seguridad y los efectos secundarios de un fármaco en investigación o un método de tratamiento.
- En los ensayos de **fase 2**, se evalúa el grado en que un fármaco o método actúa contra un tipo de cáncer específico.
- En los ensayos de **fase 3**, se evalúa el fármaco o el método en comparación con el tratamiento habitual. Si los resultados son buenos, puede ser aprobado por la FDA.
- En los ensayos de **fase 4**, se estudian la seguridad y el beneficio de un tratamiento aprobado por la FDA.

¿Quién puede inscribirse?

Depende de las normas del ensayo clínico, denominadas criterios de elegibilidad. Las normas pueden referirse a la edad, el tipo y el estadio del cáncer, los antecedentes de tratamiento o el estado de salud general. Estos garantizan que los participantes se asemejen en formas específicas y que el ensayo sea lo más seguro posible para los participantes.

Consentimiento informado

Un equipo de investigación administra los ensayos clínicos. Este grupo de expertos revisará el estudio con usted en detalle, incluidos el propósito, y los riesgos y beneficios de participar. Toda esta información también se proporciona en un formulario de consentimiento informado. Lea el formulario detenidamente y haga preguntas antes de firmarlo. Tómese el tiempo que necesite para conversar con personas de su confianza. Tenga en cuenta que puede dejar el ensayo clínico y recibir un tratamiento fuera del ensayo clínico en cualquier momento.

¿Recibiré un placebo?

Los placebos (versiones inactivas de medicamentos reales) casi nunca se usan solos en los ensayos clínicos sobre el cáncer. Es frecuente recibir un placebo con el tratamiento habitual o un medicamento nuevo con el tratamiento estándar. Antes de inscribirse, se le informará, verbalmente y por escrito, si el ensayo clínico tiene previsto el uso de un placebo.

¿Los ensayos clínicos son gratuitos?

No tiene que pagar nada para inscribirse en un ensayo clínico. El patrocinador del estudio paga los costos relacionados con la investigación, incluido el fármaco del estudio. Pero es posible que tenga que pagar otros servicios, como transporte o servicios de cuidado infantil, debido a las consultas adicionales. Durante el ensayo, continuará recibiendo la atención habitual contra el cáncer. Este tipo de atención a menudo está cubierta por el seguro.

Dónde buscar ensayos clínicos

En los Estados Unidos

Centros oncológicos de NCCN
NCCN.org/cancercenters

The National Cancer Institute (NCI)
cancer.gov/about-cancer/treatment/clinical-trials/search

En el mundo

The U.S. National Library of Medicine (NLM)
clinicaltrials.gov/

¿Necesita ayuda para buscar un ensayo clínico?

Servicio de Información de Cáncer (Cancer Information Service, CIS) del NCI
+1 800.4.CANCER (+1 800.422.6237)
cancer.gov/contact

Puntos clave

- El tratamiento sistémico actúa en todo el cuerpo. Incluye quimioterapia, tratamiento dirigido e inmunoterapia.
- Los tratamientos dirigidos pueden bloquear las formas en que las células cancerosas se desarrollan, se dividen y se mueven en el cuerpo.
- La inmunoterapia utiliza las defensas naturales de su cuerpo para encontrar y destruir células cancerosas.
- La radioterapia utiliza rayos X de alta energía, rayos gamma, protones, fotones y otras fuentes para destruir las células cancerosas y reducir los tumores.
- El tratamiento que combina quimioterapia con radioterapia se denomina quimiorradioterapia.
- Un ensayo clínico es un tipo de investigación que estudia un tratamiento para determinar qué tan seguro es y qué tan bien funciona.

Preguntas para hacer

- ¿Qué experiencia tiene en el tratamiento del cáncer de cabeza y cuello?
- ¿Qué tratamiento recomienda y por qué?
- ¿Cuánto tiempo tomará el tratamiento?
- ¿Existen opciones de ensayos clínicos para mí?
- ¿Qué puedo esperar del tratamiento?

¿Cuál es el siguiente paso?

Ahora que ha leído sobre los diferentes tipos de tratamiento y qué esperar, el siguiente capítulo habla sobre algunos efectos secundarios frecuentes del tratamiento y qué puede hacer para aliviarlos.

5

Tratamiento complementario

El tratamiento complementario ayuda a controlar los síntomas del cáncer nasofaríngeo y los efectos secundarios de su tratamiento. En este capítulo, se analizan los posibles efectos secundarios.

¿Qué es el tratamiento complementario?

El tratamiento complementario es una parte importante de su atención oncológica. Tiene como objetivo mejorar su calidad de vida durante el tratamiento del cáncer y después de este. El tratamiento complementario es para todas las personas con cáncer y sus familias, no solo para las que se encuentran al final de la vida. También se conoce como cuidados paliativos.

El tratamiento complementario incluye una amplia variedad de servicios. Previene o maneja los síntomas del cáncer y los efectos secundarios del tratamiento del cáncer, como el dolor y la fatiga relacionada con la enfermedad. También aborda los problemas mentales, sociales, emocionales y espirituales a los que se enfrentan las personas con cáncer.

El tratamiento complementario proporciona ayuda con otras necesidades, como las siguientes:

- Toma de decisiones sobre el tratamiento.
- Coordinación de la atención médica.
- Pago de la atención médica.
- Planificación anticipada de la atención y relacionada con el final de la vida.

Lea más sobre los tipos de apoyo que puede recibir en *NCCN Guidelines for Patients: Cuidados paliativos* en NCCN.org/patientguidelines y en la aplicación NCCN Patient Guides for Cancer.

Los tumores de cabeza y cuello suelen afectar a la capacidad funcional de las personas, como masticar, tragar, hablar y respirar. También pueden afectar al gusto, el olfato, la audición y el sonido de la voz o el aspecto físico. Es importante que esté bien preparado y comprenda cómo el tratamiento puede provocar cambios en estas funciones y en su apariencia.

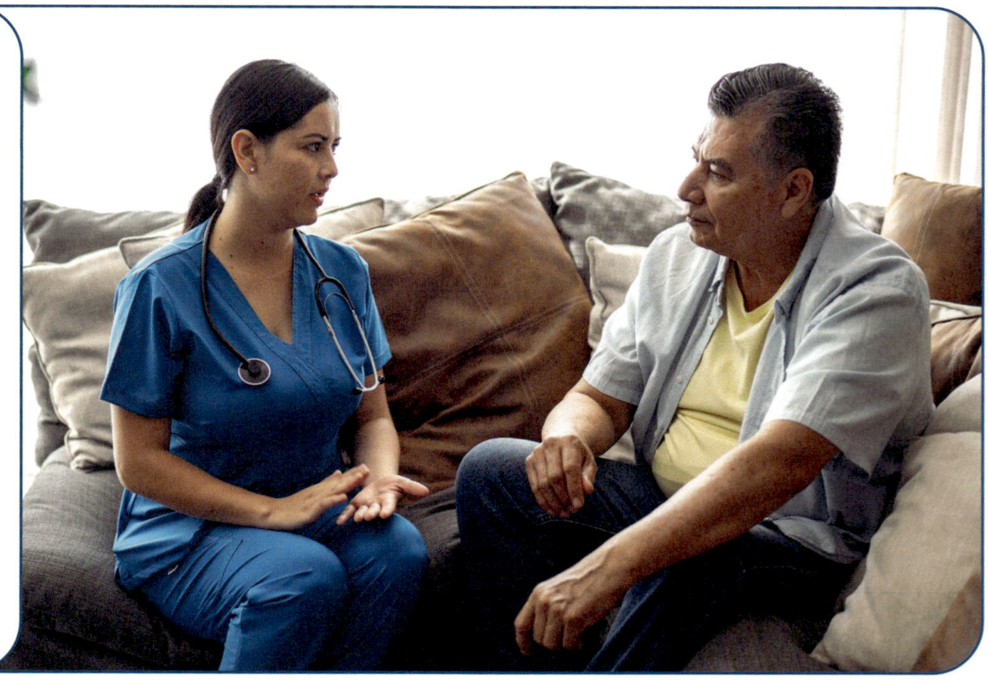

Efectos secundarios

El tratamiento del cáncer puede causar problemas de salud no deseados, llamados efectos secundarios. Los efectos secundarios dependen de muchos factores. Estos factores incluyen el tipo de medicamento y la dosis, la duración del tratamiento y la persona.

El tratamiento puede causar efectos secundarios graves. Algunos efectos secundarios pueden ser simplemente desagradables. Otros pueden ser perjudiciales para la salud. El tratamiento puede causar efectos secundarios graves. Algunos son muy graves. Avise a su equipo de atención médica si tiene síntomas nuevos o si los síntomas se agravan.

A continuación, se describen algunos posibles efectos secundarios del tratamiento. Se enumeran en orden alfabético, pero no en orden de importancia.

Diarrea o estreñimiento

La diarrea son evacuaciones intestinales frecuentes y acuosas. Su equipo de atención médica le dirá cómo tratar la diarrea. Es importante beber mucho líquido.

El estreñimiento también es común, especialmente si se toman ciertos analgésicos. Significa tener deposiciones menos frecuentes y más dificultosas. A menudo, se recomienda beber líquidos, mantenerse en actividad y tomar medicamentos para el estreñimiento.

Dificultad para comer, tragar o hablar

Debido a la ubicación del cáncer nasofaríngeo, la dificultad para comer, tragar o hablar es un efecto secundario frecuente del tratamiento. El cáncer o su tratamiento pueden causar dificultad para tragar (deglución o disfagia) o dolor al tragar (odinofagia) que pueden prolongarse en el tiempo (crónicos). Los foniatras pueden ayudar a las personas que tienen problemas para tragar o hablar. Un prostodoncista maxilofacial puede restaurar el habla, la masticación, la deglución y el aspecto mediante sustitutos artificiales para las áreas extirpadas durante la cirugía.

Es importante que le informe a su equipo de atención médica sobre todos los efectos secundarios, incluso si presenta síntomas nuevos o si estos empeoraron para que puedan tratarse.

Dificultad para oler, hemorragias nasales y congestión

Su sentido del olfato puede verse afectado por el cáncer o su tratamiento. La mucosa de la cavidad nasal y de los senos paranasales se puede inflamar o irritar y hacer que sienta la nariz tapada o congestionada. La nariz puede sangrar. Puede tener dolores de cabeza. Su equipo de atención médica puede recomendarle el uso de un humidificador u otras maneras de ayudarlo con la irritación nasal o de los senos paranasales.

Malestar emocional

Es frecuente sentir depresión, ansiedad, miedo y angustia durante el diagnóstico de cáncer. Hable con su equipo de atención médica y con quienes se encuentra a gusto sobre cómo se siente. Hay servicios, personas y medicamentos que pueden ayudar a aliviar el malestar.

Fatiga

La fatiga es el cansancio extremo y la incapacidad de funcionar debido a la falta de energía. Puede ser provocada por el cáncer o puede ser un efecto secundario del tratamiento. Hágale saber a su equipo de atención médica cómo se siente y si la fatiga le impide hacer las cosas que disfruta. Cumplir con una dieta equilibrada, hacer ejercicio, yoga, acupuntura y recibir masajes puede ayudar. Es posible que se solicite una derivación a un nutricionista o dietista para que le brinde ayuda con la fatiga.

Inapetencia

Algunos efectos secundarios del cáncer nasofaríngeo o su tratamiento y el estrés de tener cáncer pueden causar que no tenga apetito o sienta malestar estomacal (náuseas). Es posible que tenga la boca dolorida o dificultades para tragar.

Comer de forma saludable es importante durante el tratamiento. Incluye consumir una dieta equilibrada, ingerir la cantidad adecuada de comida y beber una cantidad suficiente de líquidos. Un nutricionista matriculado que sea experto en nutrición y alimentos puede ayudar. Las personas que tienen cáncer de cabeza y cuello suelen adelgazar. Es probable que lo deriven a un nutricionista antes de comenzar el tratamiento para prevenir la disminución grave de peso.

Baja cantidad de glóbulos sanguíneos

Algunos tratamientos para el cáncer provocan baja cantidad de glóbulos sanguíneos.

- La **anemia** es una afección en la que el cuerpo no tiene cantidad suficiente de glóbulos sanos, lo que causa que se transporte menos oxígeno a las células. Puede cansarse fácilmente si tiene anemia.
- La **neutrocitopenia** hace referencia a una disminución de neutrófilos, un tipo de glóbulo blanco. Esto implica un riesgo de sufrir infecciones.
- La **trombocitopenia** es una afección en la que no hay suficientes plaquetas presentes en la sangre. Esto implica un riesgo de sufrir sangrado.

Linfedema

El linfedema es una afección en la que se acumula líquido linfático en los tejidos y causa hinchazón. Puede producirse cuando parte del sistema linfático está dañado o bloqueado, por ejemplo, durante la cirugía para extirpar los ganglios linfáticos o por la radioterapia. Los cánceres que bloquean los vasos linfáticos también pueden provocar linfedema. La hinchazón en general aparece lentamente con el tiempo. Puede aparecer durante el tratamiento o puede comenzar años después de él. Si presenta linfedema, es posible que se ordene derivación a un experto en el tratamiento de linfedema. La inflamación se puede reducir mediante ejercicios, masajes, dispositivos de compresión y demás.

Náuseas y vómitos

Las náuseas y los vómitos son efectos secundarios comunes del tratamiento. Se le administrarán medicamentos para tratar las náuseas y los vómitos.

Dolor

Informe a su equipo de atención médica si sufre dolores o molestias. Es posible que se reúna con un especialista en cuidados paliativos o con un especialista en dolor para controlarlo. Algunas personas pueden beneficiarse con la radioterapia paliativa para aliviar el dolor causado por el tumor. Durante este tratamiento, se enfoca un haz de radiación sobre el tumor.

Quemaduras por radiación

Las dermatitis o quemaduras por radiación son un efecto secundario frecuente de la radioterapia. Pueden provocar cambios en el color de la piel o causar sequedad y picazón, dolor, descamación, ampollas o inflamación. Su profesional de atención médica puede ayudarlo a encontrar el mejor tratamiento para las quemaduras por radiación.

"Los efectos de la radioterapia son acumulativos, por lo que, aunque usted pueda verse y sentirse bien al final de su ciclo, los efectos secundarios continuarán durante semanas. Al terminar la radioterapia, tenía la piel enrojecida y quemada, pero empeoró mucho en las semanas posteriores a haber terminado. Lo mismo pasó con las úlceras bucales".

Efectos tardíos

Los efectos tardíos son efectos secundarios que ocurren meses o años después de que se diagnostica una enfermedad o después de que se finaliza el tratamiento. Los efectos tardíos pueden ser causados por el cáncer o el tratamiento del cáncer. Pueden incluir problemas de salud física, mental y social y tumores secundarios. Cuanto antes se traten los efectos tardíos, mejor. Pregúntele a su equipo de atención médica qué efectos tardíos podrían presentarse. Esto le permitirá saber qué alternativa buscar.

Neuropatías craneales

La neuropatía craneal afecta los nervios de la cabeza y el cuello y puede causar los siguientes síntomas:

- Dolor.
- Mareos (vértigo).
- Debilidad muscular, entumecimiento u hormigueo en la cara, el cuello o los hombros.
- Cambios en la visión, la audición, el gusto y el olfato.

Las neuropatías craneales pueden afectar el habla, la deglución y la audición, lo que dificulta la comunicación. Esto puede causar angustia y afectar su capacidad funcional y para realizar ciertas tareas en casa y en el trabajo.

Es posible que el tratamiento no revierta completamente estos síntomas. El tratamiento también puede empeorar o causar nuevas neuropatías craneales si el cáncer se encuentra cerca de estructuras nerviosas o cerebrales sensibles.

Pregunte a su médico sobre estos riesgos y qué se puede hacer para minimizarlos. También puede solicitar una consulta con un terapeuta ocupacional o un foniatra que pueda ayudarlo a recuperarse de estos síntomas.

Sequedad bucal

Xerostomía es el término médico para referirse a la boca seca. El tratamiento para el cáncer nasofaríngeo puede afectar a sus glándulas salivales. Esto significa que es posible que no produzca tanta saliva como antes y, por lo tanto, que tenga la boca seca. Es un efecto secundario muy frecuente después de la radioterapia y puede ser a largo plazo (crónico). Beber mucha agua y evitar las bebidas con cafeína, alcohol o azúcar puede ayudar. Existen enjuagues bucales y pastillas sin azúcar especiales.

Rigidez de nuca

El cáncer o su tratamiento pueden causar rigidez de nuca y hombros y dolor de cuello a largo plazo (crónico). El estrés de tener cáncer también puede causar tensión en el cuello, los hombros, la mandíbula y la cabeza. El ejercicio físico, como el tai chi, caminar o estirar, y los masajes pueden ayudar a aliviar la rigidez de nuca y hombros. Hable con su equipo de atención médica sobre cómo tratar el dolor de cuello crónico.

Supervivencia

Una persona es sobreviviente del cáncer desde el momento del diagnóstico hasta el final de su vida.

Después del tratamiento, se controlará su salud para determinar los efectos secundarios y la reaparición del cáncer. Esto es parte de su plan de atención de supervivencia. Es importante que no falte a las consultas de seguimiento y a las citas para los estudios de diagnóstico por imágenes. Busque una atención médica de rutina, incluidas visitas regulares al médico para atención preventiva y estudios de detección de cáncer.

El plan de atención de supervivencia personalizado incluye un resumen de los posibles efectos a largo plazo del tratamiento y una lista de las pruebas de seguimiento. Consulte cómo se coordinará su proveedor de atención primaria con los especialistas para su atención de seguimiento.

Recursos sobre el tratamiento complementario

Puede encontrar más información sobre el tratamiento complementario en NCCN.org/patientguidelines y en la aplicación NCCN Patient Guides for Cancer.

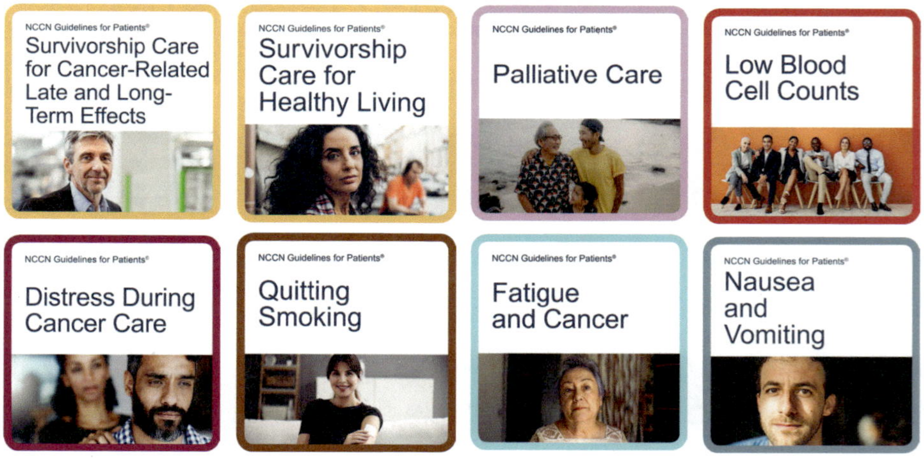

Puntos clave

- El tratamiento complementario es atención médica que alivia los síntomas causados por el cáncer o su tratamiento y mejora la calidad de vida. Siempre se administra el tratamiento complementario.
- Todos los tratamientos para el cáncer causan problemas de salud no deseados llamados efectos secundarios. Los efectos secundarios dependen de muchos factores. Estos factores incluyen el tipo de medicamento y la dosis, la duración del tratamiento y la persona.
- Algunos efectos secundarios son muy poco frecuentes. Pregunte a su equipo de atención médica qué puede esperar.
- Avise a su equipo de atención médica si tiene síntomas nuevos o si los síntomas se agravan.

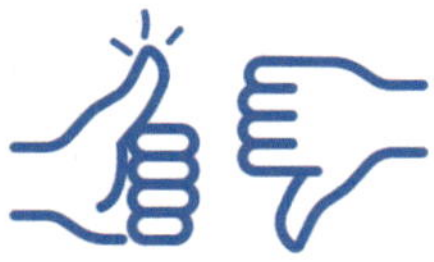

¡Cuéntenos qué opina!

Tómese un momento para completar una encuesta en línea sobre NCCN Guidelines for Patients.
NCCN.org/patients/response

Preguntas para hacer

- ¿Cuáles son los efectos secundarios de este tratamiento?
- ¿Cómo se tratan estos efectos secundarios?
- ¿Qué debo hacer si noto cambios en mi afección?
- ¿Qué debo hacer si noto efectos secundarios durante el fin de semana o fuera del horario de atención?
- ¿Podrá mi equipo de atención médica comunicarse con el equipo del servicio de emergencias o de urgencias?

¿Cuál es el siguiente paso?

El siguiente capítulo trata sobre las opciones de tratamiento para el cáncer nasofaríngeo no metastásico.

6

Cáncer nasofaríngeo no metastásico

Este capítulo está dedicado al cáncer nasofaríngeo que no se ha extendido a partes alejadas del cuerpo. El tratamiento para el cáncer nasofaríngeo incipiente y localmente avanzado se basa en la ubicación del tumor y si algún ganglio linfático de la cabeza y el cuello tiene cáncer.

El tratamiento para el cáncer nasofaríngeo incipiente y localmente avanzado se basa en la ubicación del tumor y si algún ganglio linfático tiene cáncer. Se consideran factores como su estado de salud general cuando se toman decisiones sobre el tratamiento. Sus preferencias sobre el tratamiento siempre son importantes. Hable con su equipo de atención médica y hágale saber cuáles son sus deseos.

Cáncer nasofaríngeo incipiente

En este estadio, el tumor está confinado a la nasofaringe, pero podría haberse extendido a estructuras cercanas. Puede encontrarse una metástasis de 6 cm o menos en un ganglio linfático solamente. Puede detectarse la presencia del virus de Epstein-Barr en el tumor.

Estas son algunas opciones de tratamiento:

- Radioterapia dirigida al tumor, la nasofaringe y posiblemente el cuello.
- Tratamiento sistémico que se administra al mismo tiempo que la radioterapia (tratamiento concomitante).

Si hay presencia del virus de Epstein-Barr en el tumor, el tratamiento sistémico puede administrarse antes o después del tratamiento sistémico y radioterapia concomitantes.

Para ver opciones de tratamiento sistémico, consulte la **Guía 4.**

El tratamiento habitual es la mejor manera que se conoce para tratar una enfermedad particular de acuerdo con los ensayos clínicos anteriores. Puede haber más de un tratamiento que se considere el tratamiento habitual. Pregúntele a su equipo de atención médica las opciones de tratamiento con las que cuenta y si podría participar de un ensayo clínico.

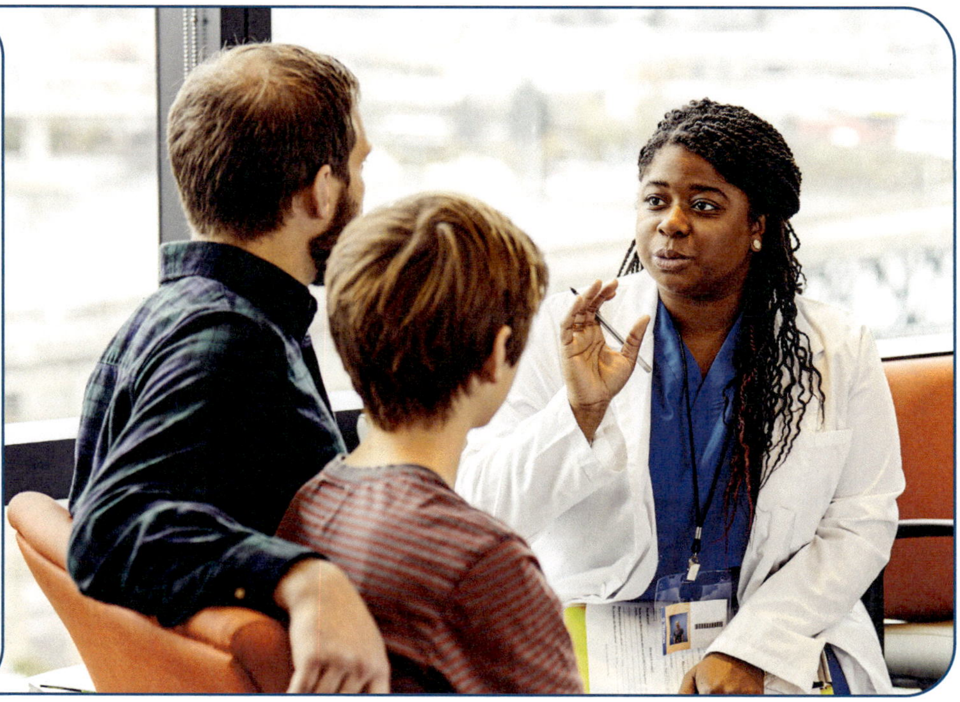

Cáncer nasofaríngeo localmente avanzado

En el cáncer nasofaríngeo localmente avanzado, el tumor se ha extendido a las estructuras cercanas como la base del cráneo y se encuentra en uno o más ganglios linfáticos. La base del cráneo se encuentra entre la parte inferior del cerebro y las estructuras de la cara. Es habitual que el cáncer nasofaríngeo se extienda hacia la base del cráneo o muy cerca de ella.

Estas son las opciones de tratamiento preferidas:

- Ensayo clínico.
- Tratamiento sistémico de inducción seguido de tratamiento sistémico y radioterapia (tratamiento secuencial). El tratamiento secuencial se administra uno tras otro y no al mismo tiempo. El tratamiento sistémico de inducción es para las personas que gozan de la suficiente buena salud como para soportar un tratamiento intenso. Suele administrarse cuando se detecta el virus de Epstein-Barr en el tumor.

Guía 4
Opciones de tratamiento sistémico

	Administrado al mismo tiempo (concomitante) que la radioterapia (RT)	Tratamiento sistémico de inducción y secuencial
Tratamientos preferidos	• Cisplatino más RT seguido de cisplatino, fluorouracilo infusional	• Cisplatino, gemcitabina • Cisplatino, docetaxel, fluorouracilo infusional
Otros tratamientos recomendados	• Cisplatino más RT seguido de carboplatino, fluorouracilo infusional • Cisplatino más RT	• Cisplatino, fluorouracilo infusional • Cisplatino, docetaxel • Después de la quimioterapia de inducción, cisplatino o carboplatino con RT
Tratamientos utilizados en determinados casos	• Carboplatino más RT seguido de carboplatino, fluorouracilo infusional • Cisplatino más RT seguido de capecitabina. Se podría incorporar quimioterapia de inducción	• Capecitabina

Estas son otras opciones de tratamiento:

- Tratamiento sistémico y radioterapia en simultáneo seguidos de quimioterapia.
- Tratamiento sistémico y radioterapia en simultáneo.

Para ver opciones de tratamiento sistémico, consulte la **Guía 4.**

Atención de seguimiento

Después del tratamiento, se controlará su salud para determinar los efectos secundarios y signos de reaparición del cáncer (llamada recidiva). La atención de seguimiento incluye pruebas tales como TC, RM y TEP/TC con FDG y consultas médicas para determinar los efectos tardíos y los signos de reaparición del cáncer. Si nota algún cambio en la cabeza o el cuello, comuníquese con su médico de inmediato. Para atención de seguimiento general, consulte la **Guía 5**.

Guía 5 Atención de seguimiento
Antecedentes médicos y exploración física, incluida la exploración completa de cabeza y cuello: • Primer año, cada 1 a 3 meses. • Segundo año, cada 2 a 6 meses. • Tercero a quinto año, cada 4 a 8 meses. • Después del quinto año, cada 12 meses.
Análisis de sangre para determinar las concentraciones hormonales producidas por las glándulas de la cabeza y cuello. Otros análisis de sangre, como el control del ADN del VEB, se realizarán cuando sea necesario.
Estudios de diagnóstico por imágenes.
Examen dental para las zonas expuestas a la radioterapia.
Tratamiento complementario, según la necesidad: • Evaluación y rehabilitación del habla, de la deglución y de la audición. • Evaluación y rehabilitación de la nutrición. • Detección continua de depresión. • Ayuda para dejar de fumar; terapia para el consumo de tabaco y alcohol. • Evaluación y rehabilitación del linfedema.
Información sobre atención a pacientes oncológicos y creación de un plan de tratamiento dentro del año siguiente a la finalización del tratamiento. Durante este período, continuará viendo a un oncólogo especializado en cabeza y cuello y a su médico de atención primaria.

Puntos clave

- En este estadio, el tumor está confinado a la nasofaringe, pero podría haberse extendido a estructuras cercanas.
- En el cáncer nasofaríngeo localmente avanzado, el tumor se ha extendido a las estructuras cercanas como la base del cráneo y se encuentra en uno o más ganglios linfáticos.
- El tratamiento depende del estadio del cáncer.
- El tratamiento sistémico que se administra al mismo tiempo que la radioterapia se llama tratamiento simultáneo.
- El tratamiento secuencial se administra en orden, uno tras otro y no al mismo tiempo.
- El tratamiento sistémico de inducción es para las personas que gozan de la suficiente buena salud como para soportar un tratamiento intenso. Suele administrarse cuando se detecta el virus de Epstein-Barr en el tumor.
- Después de completar el tratamiento, le harán análisis de sangre, estudios de diagnóstico por imágenes y exploraciones físicas, y tendrá consultas médicas para determinar si hay signos de reaparición del cáncer. Si nota algún cambio en la cabeza o el cuello, comuníquese con su médico de inmediato.

Preguntas para hacer

- ¿Qué tratamientos recomienda y en qué orden se administrarán?
- ¿El cáncer se ha extendido fuera de la nasofaringe? ¿Qué significa esto en cuanto a las opciones de tratamiento?
- ¿El tratamiento afectará mi capacidad de saborear, oler, masticar, respirar, hablar o tragar?
- ¿Cuánto tiempo durará este ciclo de tratamiento?
- ¿Podré trabajar durante el tratamiento?

¿Cuál es el siguiente paso?

El siguiente capítulo trata sobre las opciones de tratamiento para el cáncer nasofaríngeo metastásico, recidivante y persistente.

7

Cáncer nasofaríngeo metastásico

Este capítulo trata sobre el cáncer que se ha extendido a partes distantes o alejadas (metastásico) del cuerpo. También incluye el cáncer que permanece después del tratamiento (cáncer persistente) o el cáncer que reaparece después de un período sin la enfermedad (recidivante).

Si tiene cáncer nasofaríngeo metastásico, recidivante o persistente, pregunte si el objetivo del tratamiento es curar o prevenir la diseminación del cáncer. También pregunte sobre el impacto del tratamiento en su calidad de vida. Esto le permitirá saber qué esperar. Se consideran factores como su estado de salud general cuando se toman decisiones sobre el tratamiento. Sus preferencias sobre el tratamiento siempre son importantes. Hable con su equipo de atención médica y hágale saber cuáles son sus deseos.

Cáncer nasofaríngeo metastásico

El cáncer metastásico es el que se ha diseminado a través del torrente sanguíneo a partes alejadas del cuerpo. El tratamiento se centra en reducir el número de metástasis o la cantidad de cáncer, a veces denominada carga del cáncer.

El tratamiento del cáncer nasofaríngeo metastásico es el tratamiento sistémico. La radioterapia dirigida al tumor, los ganglios linfáticos cercanos y las metástasis distantes puede administrarse junto con el tratamiento sistémico (concomitante) o después de este (secuencial). El tratamiento complementario también se da para prevenir, reducir y aliviar el sufrimiento y mejorar la calidad de vida.

“Cuando estaba haciendo el tratamiento, descubrí que escuchar las experiencias personales de personas con tumores similares me resultaba muy útil. Creo firmemente en el poder de las palabras y las historias compartidas para ayudar a las personas a sanar. Ahora, me gustaría servir de apoyo para otras personas a quienes se les ha diagnosticado cáncer de cabeza y cuello”.

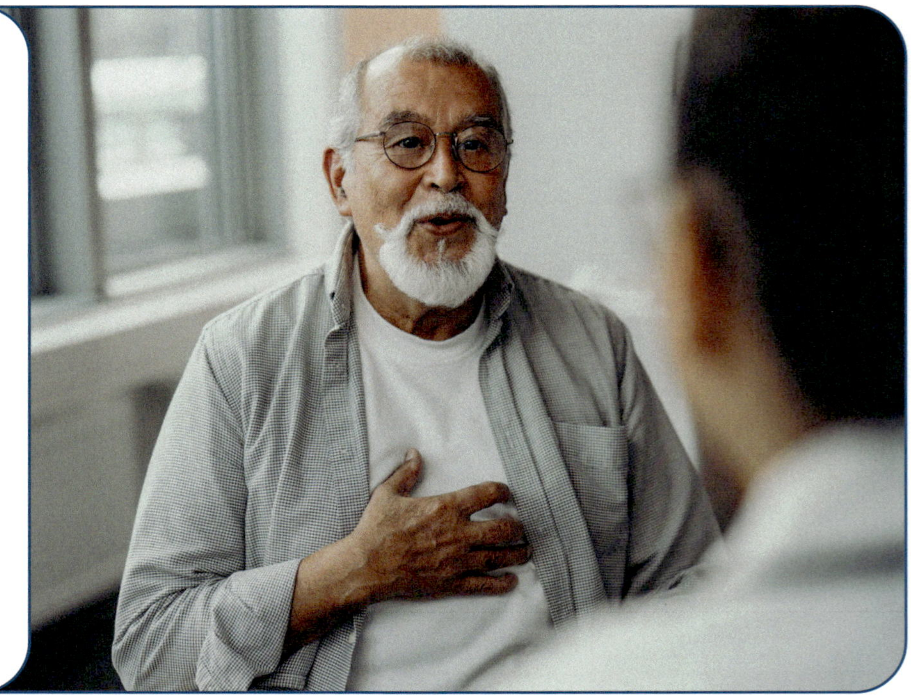

Para ver opciones de tratamiento sistémico, consulte la **Guía 6**.

Guía 6
Opciones de tratamiento sistémico: Enfermedad recidivante, persistente o metastásica

Tratamientos preferidos	Primera línea: • Cisplatino, gemcitabina más toripalimab-tpzi	Líneas siguientes (si no se usó antes): • Toripalimab-tpzi (si hay progresión de la enfermedad durante la quimioterapia con platino o posteriormente)
Otros tratamientos recomendados	Politerapias de primera línea: • Cisplatino, gemcitabina • Cisplatino, gemcitabina más pembrolizumab o nivolumab. • Cisplatino, fluorouracilo infusional • Cisplatino o carboplatino, docetaxel o paclitaxel • Carboplatino más cetuximab • Carboplatino, gemcitabina • Carboplatino, gemcitabina más penpulimab-kcqx • Cisplatino, gemcitabina más penpulimab-kcqx • Cisplatino, gemcitabina más tislelizumab-jsgr	Monoterapias de primera línea: • Capecitabina • Carboplatino • Cisplatino • Docetaxel • Fluorouracilo infusional • Gemcitabina • Metotrexato • Paclitaxel
	Las líneas siguientes se tratan con medicamentos inmunoterápicos: • Nivolumab • Pembrolizumab • Penpulimab-kcqx • Toripalimab-pzi	
Tratamientos utilizados en determinados casos	• Pembrolizumab	

Nota: la quimioterapia con derivados del platino es con cisplatino o carboplatino.

Cáncer nasofaríngeo recidivante o persistente

El cáncer recidivante es el que reaparece después de un período sin la enfermedad. El cáncer persistente es aquel que permanece después de completar el tratamiento. Puede incluir cáncer que ha crecido o se ha extendido durante el tratamiento. Las opciones de tratamiento para el cáncer recidivante o persistente suelen ser una combinación de tratamiento sistémico y radioterapia. El ensayo clínico podría ser la opción preferida según su situación. Para ver opciones de tratamiento sistémico, consulte la **Guía 6.**

Atención de seguimiento

La atención de seguimiento general incluye consultas médicas frecuentes para determinar los efectos tardíos y los signos de reaparición del cáncer. Si nota algún cambio en la cabeza o el cuello, comuníquese con su médico de inmediato. Para atención de seguimiento general, consulte la **Guía 7**.

Guía 7 **Atención de seguimiento**
Antecedentes médicos y exploración física, incluida la exploración completa de cabeza y cuello: • Primer año, cada 1 a 3 meses. • Segundo año, cada 2 a 6 meses. • Tercero a quinto año, cada 4 a 8 meses. • Después del quinto año, cada 12 meses.
Análisis de sangre para determinar las concentraciones hormonales producidas por las glándulas de la cabeza y cuello. Otros análisis de sangre, como el control del ADN del VEB, se realizarán cuando sea necesario.
Estudios de diagnóstico por imágenes.
Examen dental para las zonas expuestas a la radioterapia.
Tratamiento complementario, según la necesidad: • Evaluación y rehabilitación del habla, de la deglución y de la audición. • Evaluación y rehabilitación de la nutrición. • Detección continua de depresión. • Ayuda para dejar de fumar; terapia para el consumo de tabaco y alcohol. • Evaluación y rehabilitación del linfedema.
Información sobre atención a pacientes oncológicos y creación de un plan de tratamiento dentro del año siguiente a la finalización del tratamiento. Durante este período, continuará viendo a un oncólogo especializado en cabeza y cuello y a su médico de atención primaria.

Puntos clave

- El cáncer nasofaríngeo metastásico es cáncer que se ha diseminado a través del torrente sanguíneo a partes distantes del cuerpo.
- El cáncer recidivante es el que reaparece después de un período sin la enfermedad. El cáncer persistente es aquel que permanece después de completar el tratamiento. Puede incluir cáncer que ha crecido o se ha extendido durante el tratamiento.
- El tratamiento para el cáncer nasofaríngeo metastásico, recidivante o persistente se basa en el tamaño y ubicación del tumor, si hay cáncer en los ganglios linfáticos o en las zonas cercanas y en el tratamiento que haya recibido anteriormente. Su salud general y sus preferencias sobre el tratamiento también son importantes.
- Después de completar el tratamiento, recibirá atención de seguimiento para controlar los efectos secundarios y los cambios en su salud. Si nota algún cambio en la cabeza o el cuello, comuníquese con su médico de inmediato.

Preguntas para hacer

- ¿Qué tratamientos recomienda y por qué?
- ¿Cuál es el objetivo del tratamiento?
- ¿Es importante el orden de los tratamientos?
- ¿Cómo puedo prepararme para el tratamiento?
- ¿Cómo tratará los efectos secundarios?

¿Cuál es el siguiente paso?

El siguiente capítulo proporciona recursos y lugares donde puede obtener más información.

8

Otros recursos

¿Quiere saber más? Aquí le explicamos cómo obtener ayuda adicional.

Qué más hay que saber

En esta guía, encontrará ayuda para conocer las opciones disponibles, de modo que pueda tomar decisiones informadas y mejorar su atención oncológica. Pero no es el único recurso que tiene.

Solicite toda la información posible y ayuda que necesite. A muchas personas les interesa saber más sobre los siguientes temas:

- Cómo encontrar un oncólogo especializado en cáncer de cabeza y cuello.
- Toma de decisiones sobre el tratamiento.
- Los detalles del tratamiento y sus posibles efectos secundarios.
- Cómo obtener ayuda económica.
- Cómo afrontar el tratamiento oncológico y otros problemas de salud.

Qué más hacer

Su centro de salud puede ayudar con los próximos pasos. Generalmente, dispone de recursos *in situ* para ayudar a satisfacer sus necesidades y encontrar respuestas a sus preguntas. Los centros de salud también pueden informarle de los recursos existentes en su comunidad.

Además de la ayuda de sus profesionales de atención médica, los recursos enumerados en la siguiente sección proporcionan apoyo a muchas personas como usted.

Dónde obtener ayuda

Consulte la lista a continuación y visite los sitios web que se indican para obtener más información sobre estas organizaciones.

Bag It
bagitcancer.org

Bone Marrow y Cancer Foundation
bonemarrow.org

CanCare
Cancare.org

Cancer*Care*
Cancercare.org

Cancer Hope Network
Cancerhopenetwork.org

GRACE
Cancergrace.org

Head and Neck Cancer Alliance
Headandneck.org

HPV Cancers Alliance
hpvca.org

Imerman Angels
Imermanangels.org

Oral Cancer Foundation
Oralcancerfoundation.org

Support for People with Oral and Head and Neck Cancers
Spohnc.org

THANC Foundation
Thancfoundation.org

Triage Cancer
triagecancer.org

¡Podrá superarlo! La curación puede llevar mucho tiempo, así que sea paciente y viva un día a la vez. Hay muchos recursos y pacientes oncológicos, solo busque ayuda cuando esté listo. Yo no era una persona muy sociable, pero las conversaciones, ya fueran grupales o individuales, me resultaron muy beneficiosas”.

Preguntas para hacer

- ¿Con quién debo hablar sobre vivienda, preparación de comidas y otras necesidades básicas?
- ¿Qué ayudas existen para el transporte, el cuidado de los niños y la atención domiciliaria?
- ¿Qué otros servicios están a mi disposición y a la de mis cuidadores?
- ¿Cómo me conecto con otras personas para crear un sistema de apoyo?
- ¿Con quién puedo hablar si no siento seguridad en mi casa, el trabajo o mi barrio?

¡Nos interesan sus comentarios!

Nuestro objetivo es brindar información útil y fácil de entender sobre el cáncer. Realice nuestra encuesta para decirnos qué hicimos bien y qué podríamos mejorar.
NCCN.org/patients/feedback

Palabras que debe conocer

base del cráneo
Grupo de huesos y tejidos entre la parte inferior del cerebro y las estructuras de la cara.

biomarcador
Una sustancia que se encuentra en un tejido o fluido corporal que podría ser un signo de cáncer.

biopsia
Procedimiento mediante el cual se toman muestras de fluidos o tejidos para analizarlas y detectar una enfermedad.

carcinoma
El cáncer que comienza en las células que se forman en el revestimiento de los órganos y las estructuras del cuerpo.

cavidad nasal
El espacio que se encuentra dentro de la nariz. Se encuentra sobre el hueso que forma el cielo de la boca y se curva hacia abajo en la parte posterior para unirse a la garganta.

cricoides
El cartílago en forma de anillo que se encuentra en la parte inferior de la laringe.

cuidados paliativos
Atención médica que incluye el alivio de los síntomas, pero no el tratamiento del cáncer. En ocasiones, también se le llama tratamiento complementario.

ecografía
Prueba que usa ondas sonoras para tomar imágenes del interior del cuerpo.

efecto secundario
Respuesta física o emocional insalubre o desagradable frente al tratamiento.

ensayo clínico
Tipo de investigación que evalúa pruebas o tratamientos de salud.

espacio parafaríngeo
Zona triangular cerca de la faringe (garganta), entre la base del cráneo y el hueso hioides (el hueso que se encuentra debajo de la lengua).

estadificación
El proceso de clasificar y describir la extensión del cáncer en el cuerpo.

estadio del cáncer
Clasificación del crecimiento y la extensión del cáncer.

estado funcional (EF)
Clasificación del nivel general de aptitud física de una persona y su capacidad para realizar tareas de autocuidado en la vida diaria.

estudios de diagnóstico por imágenes
Estudio que toma fotografías (imágenes) del interior del cuerpo.

ganglio linfático
Pequeño grupo de células que combaten enfermedades y que se encuentran en todo el cuerpo.

garganta
Conducto muscular hueco dentro del cuello, que comienza detrás de la nariz y termina en la parte superior de la tráquea (conducto respiratorio) y el esófago (conducto que va al estómago).

gen
Instrucciones codificadas en las células para crear nuevas células y controlar la forma en que se comportan.

histología
Estructura de las células, los tejidos y los órganos observada a través del microscopio.

inmunoterapia
Tratamiento con medicamentos que ayudan al organismo a encontrar y destruir las células cancerosas.

laringe
La caja vocal.

medio de contraste
Sustancia que se coloca en el cuerpo para que las imágenes que se toman en los estudios de diagnóstico por imágenes sean más claras.

metástasis
Diseminación de las células cancerosas del primer tumor a otra parte del cuerpo.

mutación
Cambio anormal.

nasofaringe
La parte de la garganta que se encuentra detrás de la nariz.

orofaringe
La parte media de la garganta.

paladar blando
Porción blanda y muscular de la parte posterior del cielo de la boca. Detrás del paladar duro. Parte de la orofaringe.

progresión
Crecimiento o propagación del cáncer después de haberse analizado o tratado.

pronóstico
La evolución y el resultado probables de una enfermedad.

quimioterapia
Fármacos que eliminan las células cancerosas al dañar o interrumpir la creación del código genético.

Radiografía panorámica
Fotografía del interior de toda la boca, incluida la mandíbula.

radiomarcador
Sustancia que libera pequeñas cantidades de energía (radiación) que se coloca en el cuerpo para que las imágenes sean más claras.

radioterapia (RT)
Tratamiento que utiliza rayos de alta energía o enfoques relacionados para eliminar las células cancerosas.

recidiva
Reaparición del cáncer después de un período libre de la enfermedad. También se llama recaída.

resonancia magnética (RM)
Estudio que usa ondas sonoras e imanes potentes para tomar fotografías del interior del cuerpo.

seno paranasal
Uno de los muchos pequeños espacios huecos que hay en los huesos que rodean la nariz. Los senos paranasales están recubiertos de células que producen moco para evitar que la nariz se seque al respirar.

sistema inmunitario
Defensa natural del cuerpo contra las infecciones y las enfermedades.

tomografía computarizada (TC)
Prueba que combina diferentes rayos X para tomar imágenes del interior del cuerpo.

tomografía por emisión de positrones (TEP)
Estudio que utiliza material radioactivo para ver la forma y la función de partes del cuerpo.

tratamiento complementario
Atención médica que incluye el alivio de los síntomas, pero no el tratamiento del cáncer. También se le llama cuidados paliativos.

tratamiento de primera línea
El primer fármaco o conjunto de fármacos para tratar el cáncer.

tratamiento dirigido
Un tratamiento con medicamentos dirigidos específicamente a una característica específica o única de las células cancerosas.

tratamiento primario
El tratamiento principal que se utiliza para eliminar el cáncer del cuerpo.

tumor
Masa anormal de células.

tumor primario
La primera masa de células cancerosas en el cuerpo.

vasos linfáticos
Tubos que transportan la linfa (fluido transparente que contiene glóbulos blancos para combatir las infecciones y las enfermedades) en todo el cuerpo y conectan los ganglios linfáticos entre sí.

Colaboradores de NCCN

Esta guía para pacientes se basa en NCCN Clinical Practice Guidelines in Oncology (NCCN Guidelines®) para los tumores de cabeza y cuello, versión 1.2026. Fue adaptada, revisada y publicada con la colaboración de las siguientes personas:

Dorothy A. Shead, máster en Ciencias
Directora ejecutiva de Operaciones de Información para Pacientes

Tanya Fischer, máster en Educación, máster en Ciencia de Librería e Información
Redactora médica sénior

Lisa Diehl
Diseñadora de Diseño de Producción

La NCCN Clinical Practice Guidelines in Oncology (NCCN Guidelines®) para los tumores de cabeza y cuello, versión 1.2026, fue elaborada por los siguientes miembros del panel de NCCN:

Dr. David G. Pfister, presidente
Memorial Sloan Kettering Cancer Center

Dra. Sharon Spencer, vicepresidenta
O'Neal Comprehensive Cancer Center, UAB

Dr. Douglas Adkins
Siteman Cancer Center, Barnes-Jewish Hospital and Washington University School of Medicine

Dr. Andrew C. Birkeland
UC Davis Comprehensive Cancer Center

Dr. David M. Brizel
Duke Cancer Institute

Dr. Paul M. Busse, doctor en Medicina
Mass General Cancer Center

Molly Cassidy, doctora en Derecho, doctora en Educación
Defensora de pacientes

Dr. Jimmy J. Caudell, doctor en Medicina
Moffitt Cancer Center

Dr. Anthony J. Cmelak
Vanderbilt-Ingram Cancer Center

Dr. A. Dimitrios Colevas
Stanford Cancer Institute

Dr. Greg Durm, máster en Ciencias
Indiana University Melvin and Bren Simon Comprehensive Cancer Center

Dra. Carole Fakhry, máster en Salud Pública
The Johns Hopkins Kimmel Cancer Center

Dr. Thomas Galloway
Fox Chase Cancer Center

Dr. Jessica L. Geiger
Case Comprehensive Cancer Center/ University Hospitals Seidman Cancer Center and Cleveland Clinic Taussig Cancer Institute

Dra. Maura L. Gillison, doctora en Medicina
The University of Texas MD Anderson Cancer Center

Christine McMahon, licenciada en Medicina y Cirugía
UCSF Helen Diller Family Comprehensive Cancer Center

Dr. Robert I. Haddad
Dana-Farber/Brigham and Women's Cancer Center

Dr. Wesley L. Hicks, Jr.
Roswell Park Comprehensive Cancer Center

Dra. Ying J. Hitchcock
Huntsman Cancer Institute, University of Utah

Dr. Antonio Jimeno, doctor en Medicina
University of Colorado Cancer Center

Dr. Aditya Juloori
The UChicago Medicine Comprehensive Cancer Center

*Michael Kase, doctor en Odontología
O'Neal Comprehensive Cancer Center, UAB

Dr. Alexander Ladenheim
Yale Cancer Center/ Smilow Cancer Hospital

Dra. Debra Leizman
Case Comprehensive Cancer Center/ University Hospitals Seidman Cancer Center and Cleveland Clinic Taussig Cancer Institute

Dra. Ellie Maghami
City of Hope National Medical Center

Dr. Loren K. Mell
UC San Diego Moores Cancer Center

Dr. Bharat B. Mittal
Robert H. Lurie Comprehensive Cancer Center of Northwestern University

Dr. Harlan A. Pinto
Stanford Cancer Institute

Dra. Katharine Price
Mayo Clinic Comprehensive Cancer Center

Dr. James W. Rocco, doctor en Medicina
The Ohio State University Comprehensive Cancer Center - James Cancer Hospital and Solove Research Institute

*Dra. Cristina P. Rodriguez
Fred Hutchinson Cancer Center

*Dr. David Schwartz
The University of Tennessee Health Science Center

Dr. Jatin P. Shah, doctor en Medicina
Memorial Sloan Kettering Cancer Center

Dr. David Sher, máster en Salud Pública
UT Southwestern Simmons Comprehensive Cancer Center

Dra. Maie St. John, doctora en Medicina
UCLA Jonsson Comprehensive Cancer Center

Dr. Gregory Weinstein
Abramson Cancer Center, University of Pennsylvania

Dr. Francis Worden
University of Michigan Rogel Cancer Center

Dra. Justine Yang Bruce
University of Wisconsin Carbone Cancer Center

*Dra. Sue S. Yom, doctora en Medicina
UCSF Helen Diller Family Comprehensive Cancer Center

Dr. Weining Zhen
Fred & Pamela Buffett Cancer Center

NCCN

Susan Darlow, doctora en Medicina
Gerente sénior de Digitalización de Guías

Sarah Montgomery, licenciada en Economía
Especialista en Diseño de Guías

* Revisaron esta guía para pacientes. Para divulgaciones, visite NCCN.org/disclosures.

Centros oncológicos de NCCN

Abramson Cancer Center,
University of Pennsylvania
Filadelfia, Pensilvania
+1 800.789.7366 • pennmedicine.org/cancer

Case Comprehensive Cancer Center/
University Hospitals Seidman Cancer Center and
Cleveland Clinic Taussig Cancer Institute
Cleveland, Ohio
UH Seidman Cancer Center
+1 800.641.2422 • uhhospitals.org/services/cancer-services
CC Taussig Cancer Institute
+1 866.223.8100 • my.clevelandclinic.org/departments/cancer
Case CCC
+1 216.844.8797 • case.edu/cancer

City of Hope National Medical Center
Duarte, California
+1 800.826.4673 • cityofhope.org

Dana-Farber/Brigham and Women's Cancer Center |
Mass General Cancer Center
Boston, Massachusetts
+1 877.442.3324 • youhaveus.org
+1 617.726.5130 • massgeneral.org/cancer-center

Duke Cancer Institute
Durham, Carolina del Norte
+1 888.275.3853 • dukecancerinstitute.org

Fox Chase Cancer Center
Filadelfia, Pensilvania
+1 888.369.2427 • foxchase.org

Fred & Pamela Buffett Cancer Center
Omaha, Nebraska
+1 402.559.5600 • unmc.edu/cancercenter

Fred Hutchinson Cancer Center
Seattle, Washington
+1 206.667.5000 • fredhutch.org

Huntsman Cancer Institute, University of Utah
Salt Lake City, Utah
+1 800.824.2073 • healthcare.utah.edu/huntsmancancerinstitute

Indiana University Melvin and Bren Simon
Comprehensive Cancer Center
Indianápolis, Indiana
+1 888.600.4822 • www.cancer.iu.edu

Johns Hopkins Kimmel Cancer Center
Baltimore, Maryland
+1 410.955.8964
www.hopkinskimmelcancercenter.org

Mayo Clinic Comprehensive Cancer Center
Phoenix/Scottsdale, Arizona
Jacksonville, Florida
Rochester, Minnesota
+1 480.301.8000 • Arizona
+1 904.953.0853 • Florida
+1 507.538.3270 • Minnesota
mayoclinic.org/cancercenter

Memorial Sloan Kettering Cancer Center
Nueva York, Nueva York
+1 800.525.2225 • mskcc.org

Moffitt Cancer Center
Tampa, Florida
+1 888.663.3488 • moffitt.org

O'Neal Comprehensive Cancer Center, UAB
Birmingham, Alabama
+1 800.822.0933 • uab.edu/onealcancercenter

Robert H. Lurie Comprehensive Cancer Center,
Northwestern University
Chicago, Illinois
+1 866.587.4322 • cancer.northwestern.edu

Roswell Park Comprehensive Cancer Center
Búfalo, Nueva York
+1 877.275.7724 • roswellpark.org

Siteman Cancer Center, Barnes-Jewish Hospital
and Washington University School of Medicine
San Luis, Misuri
+1 800.600.3606 • siteman.wustl.edu

St. Jude Children's Research Hospital/
The University of Tennessee Health Science Center
Memphis, Tennessee
+1 866.278.5833 • stjude.org
+1 901.448.5500 • uthsc.edu

Stanford Cancer Institute
Stanford, California
+1 877.668.7535 • cancer.stanford.edu

The Ohio State University Comprehensive Cancer Center -
James Cancer Hospital and Solove Research Institute
Columbus, Ohio
+1 800.293.5066 • cancer.osu.edu

The UChicago Medicine Comprehensive Cancer Center
Chicago, Illinois
+1 773.702.1000 • uchicagomedicine.org/cancer

The University of Texas MD Anderson Cancer Center
Houston, Texas
+1 844.269.5922 • mdanderson.org

UC Davis Comprehensive Cancer Center
Sacramento, California
+1 916.734.5959 • +1 800.770.9261
health.ucdavis.edu/cancer

UC San Diego Moores Cancer Center
La Jolla, California
+1 858.822.6100 • cancer.ucsd.edu

UCLA Jonsson Comprehensive Cancer Center
Los Ángeles, California
+1 310.825.5268 • uclahealth.org/cancer

UCSF Helen Diller Family
Comprehensive Cancer Center
San Francisco, California
+1 800.689.8273 • cancer.ucsf.edu

University of Colorado Cancer Center
Aurora, Colorado
+1 720.848.0300 • coloradocancercenter.org

University of Michigan Rogel Cancer Center
Ann Arbor, Míchigan
+1 800.865.1125 • rogelcancercenter.org

University of Wisconsin Carbone Cancer Center
Madison, Wisconsin
+1 608.265.1700 • uwhealth.org/cancer

UT Southwestern Simmons
Comprehensive Cancer Center
Dallas, Texas
+1 214.648.3111 • utsouthwestern.edu/simmons

Vanderbilt-Ingram Cancer Center
Nashville, Tennessee
+1 877.936.8422 • vicc.org

Yale Cancer Center/Smilow Cancer Hospital
New Haven, Connecticut
+1 855.4.SMILOW • yalecancercenter.org

Comparta su opinión con nosotros.

Complete nuestra encuesta y contribuya para que NCCN Guidelines for Patients sea mejor para todos.

NCCN.org/patients/comments

Notas

Índice

Made in the USA
Monee, IL
05 November 2026

67987967R00036